Shahid Nazir Wani
Janmajoy Banerjee

Produtos nanofarmacêuticos: Uma nova perspetiva do sistema de administração de medicamentos

Shahid Nazir Wani
Janmajoy Banerjee

Produtos nanofarmacêuticos: Uma nova perspetiva do sistema de administração de medicamentos

ScienciaScripts

Imprint

Cover image: www.ingimage.com

This book is a translation from the original published under ISBN 978-3-330-33102-0.

Publisher:
Sciencia Scripts
is a trademark of
Dodo Books Indian Ocean Ltd. and OmniScriptum S.R.L publishing group

120 High Road, East Finchley, London, N2 9ED, United Kingdom
Str. Armeneasca 28/1, office 1, Chisinau MD-2012, Republic of Moldova, Europe
Printed at: see last page
ISBN: 978-620-7-95240-3

Prefácio

Este livro descreve a nanotecnologia farmacêutica, que permite um diagnóstico mais preciso e um tratamento direcionado das doenças a nível molecular. Os produtos nanofarmacêuticos, ou seja, partículas coloidais com um tamanho de 10 a 1.000 µm , são utilizados no tratamento de uma vasta gama de doenças . A dimensão nanométrica (1 micrómetro) permite a deteção de doenças e tem um grande potencial para ultrapassar o fracasso das terapêuticas tradicionais e fornecer um alvo específico para as substâncias activas. As nanotecnologias tiveram um impacto considerável em vários domínios da medicina, como a cardiologia, a oftalmologia, a endocrinologia, a oncologia, a pneumologia, a imunologia, etc., bem como em domínios muito especializados, como a transferência de genes, os efeitos sobre o cérebro, os efeitos sobre os tumores e a formulação de vacinas orais.

A nanotecnologia é definida como a ciência dos materiais e dispositivos cujas estruturas e componentes apresentam fenómenos físicos, químicos e biológicos novos e significativamente modificados devido às suas dimensões nanométricas ,
O termo nanotecnologia refere-se a materiais, dispositivos e sistemas cujas estruturas e componentes exibem propriedades físicas, químicas e biológicas novas e significativamente melhoradas, bem como a fenómenos e processos tornados possíveis pela capacidade de controlar as propriedades à nanoescala. Os materiais exibem propriedades únicas à escala nanométrica, de 1 a 100 nanómetros (nm).

SAIR

"O sucesso é uma escada que não se pode subir com as mãos nos bolsos".

Antes de mais, gostaria de expressar os meus sinceros agradecimentos ***ao Dr. Janmajoy Banerjee****, o meu orientador de tese como Professor Assistente no Shekhawati College of Pharmacy, Dundlod, pelo seu encorajamento, inspiração constante, críticas criativas e construtivas, apoio sincero e toda a ajuda que me deu. Os seus conhecimentos, instruções, conselhos, sugestões oportunas, soluções claras e profundo interesse pessoal foram um privilégio para mim. Ele tem sido uma fonte constante de inspiração para este projeto.*

Expresso a minha sincera veneração ao Todo-Poderoso por me ter acompanhado desde o início do meu trabalho até ao fim deste trabalho de projeto, bem como a todas as pessoas que me ajudaram direta ou indiretamente no meu trabalho de projeto, cujos nomes não posso mencionar por receio de esquecer alguns deles.

Estou muito grato ***ao Dr. Bhupendra Kumar Kumawat****, Diretor do Shekhawati College of Pharmacy, pela sua orientação e supervisão constantes, por me ter fornecido as informações necessárias sobre o projeto e por me ter ajudado a concluí-lo com êxito.*

Por último, gostaria de agradecer aos meus amigos ***Shafat, Syed Sajjad, Ahsan, Sajjad Bhat, Mudasir, Mohsin*** *e a todos os meus outros colegas de turma. Gostaria também de agradecer à Balaji Computers por ter concluído o meu projeto.*

*Devo um agradecimento especial ao meu professor****, Sr. Ramkrishan Singh****, pelas suas recentes e úteis perguntas, ideias e discussões sobre o assunto, que me ajudaram a alargar a minha abordagem para finalizar o trabalho de projeto.*

Dedicação

CARTA Sobre

A minha mãe

Uma alma forte e gentil que me ensinou a acreditar no bem.

Alá, acredita no trabalho árduo e no facto de tantos

pode ser alcançado com muito poucos recursos,

O meu pai.
Ele merece ganhar a vida honestamente para nós,
apoia-me e encoraja-me a acreditar em mim próprio,
e
é
o seu amor incondicional que me
incentiva a
estabelecer objectivos mais elevados,

As minhas irmãs

(Sagira Begum e Kuser Irfan)

O meu irmão.

(Azad Hussain Azad)

Estas são as pessoas mais próximas de mim, as que
construíram um
sólido escudo de amor para mim
, que estão sempre ao meu lado
e que não deixam a tristeza instalar-se,

O meu tio materno
(Nazir Ahmad Wani)
Por me ter protegido durante os meus estudos.
Carreiras.

CONTEÚDO

Capítulo 1: Nanotecnologias

1.1 INTRODUÇÃO :

Definição:

A nanotecnologia pode ser definida como tecnologias da ordem de um bilionésimo de metro. Abrange a conceção, a caraterização, a síntese e a aplicação de materiais, estruturas, dispositivos e sistemas através do controlo da forma e da dimensão à escala nanométrica. É a capacidade de trabalhar às escalas atómica, molecular e supramolecular para criar e aplicar materiais, estruturas, dispositivos e sistemas com propriedades fundamentalmente novas.

Em ciência, o termo nanotecnologia é utilizado para descrever materiais, dispositivos e sistemas cujas estruturas e componentes exibem propriedades físicas, químicas e biológicas novas e significativamente melhoradas, bem como os fenómenos e processos tornados possíveis pela capacidade de controlar as propriedades à nanoescala. Os materiais apresentam propriedades únicas à escala nanométrica, de 1 a 100 nanómetros (nm). As alterações nas propriedades são determinadas pelo aumento da área de superfície e pela predominância de efeitos quânticos devido ao tamanho muito pequeno e à elevada relação superfície/volume. Vários exemplos ilustram este fenómeno. O cobre, opaco à escala macroscópica, torna-se transparente à escala nanoscópica, e a platina inerte torna-se um catalisador à escala nanoscópica. O alumínio, normalmente estável, torna-se inflamável, e o silício, um isolante bem conhecido, torna-se condutor à escala nanométrica. As propriedades do ouro à escala nanométrica são bastante significativas e dependem do tamanho das nanopartículas, os pontos de fusão variam entre 200 e 1068°C, as cores vão do amarelo ao azul, violeta, rosa, vermelho e a capacidade catalítica. [(1)] Os efeitos quânticos à escala nanométrica determinam as propriedades magnéticas, térmicas, ópticas e eléctricas do material. Os produtos à escala nanométrica são geralmente considerados mais baratos porque são utilizados menos materiais.

$^{-9-7}$A nanotecnologia pode também ser definida como a ciência dos materiais com dimensões entre 10 e 10 metros. Mais orientada para as aplicações, a nanotecnologia é definida como a ciência dos materiais e dispositivos cujas estruturas e componentes apresentam fenómenos físicos, químicos e biológicos novos e significativamente alterados devido à sua dimensão nanométrica. O relatório da Fundação Europeia da Ciência (ESF) define a nanomedicina como "a ciência e a tecnologia para diagnosticar, tratar e prevenir doenças e lesões traumáticas, aliviar a dor e manter e melhorar a saúde humana utilizando ferramentas moleculares e conhecimentos moleculares do corpo humano". Isto corresponde à definição do

NIH dos EUA: "A nanomedicina refere-se a intervenções médicas altamente específicas a nível molecular para tratar doenças ou reparar tecidos danificados, como ossos, músculos ou nervos". O FSE identificou cinco sub-disciplinas da nanomedicina que se sobrepõem em muitos aspectos. São elas os instrumentos analíticos, os nano-instrumentos, os nanomateriais e os nanodispositivos, as questões clínicas e toxicológicas e as novas terapêuticas e sistemas de administração de medicamentos. Neste ponto, centrar-nos-emos nos sistemas de administração de medicamentos e nas novas terapêuticas baseadas na nanotecnologia. Existem enormes oportunidades para desenvolver novos sistemas de administração de medicamentos utilizando a nanotecnologia, dado que a "nanoescala" dos medicamentos é um fator importante para a saúde.[2]

- Melhorar a orientação dos medicamentos
- Reduzir a dose necessária
- Aumento da biodisponibilidade oral
- Toxicidade reduzida
- Aumento da solubilidade
- Melhoria da estabilidade da preparação e da formulação
- Aumento da área de superfície
- Aumento da taxa de resolução
- Reduzir a resistência aos medicamentos
- Melhorar a adesão dos doentes

A palavra "nano" vem do latim e significa "anão". A escala nanométrica refere-se a um milésimo de um milionésimo de uma determinada unidade, pelo que um nanómetro é um milésimo de um milionésimo de um metro (ou seja, 1 nm = 10 m).

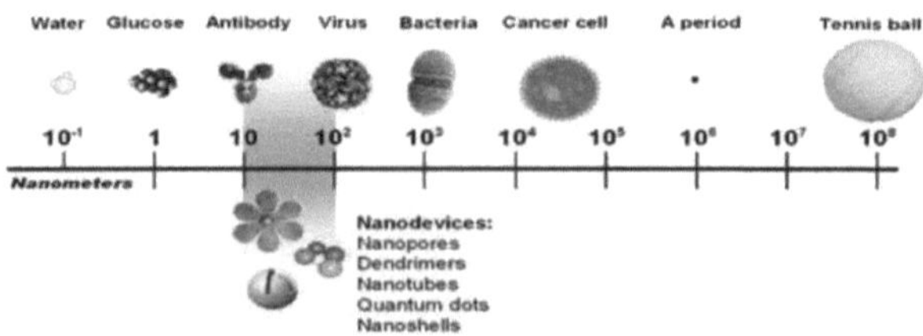

Figura 1.1: Nanoescala e nanoestruturas.

A nanotecnologia é um domínio interdisciplinar que combina ciências fundamentais com disciplinas aplicadas como a biofísica, a biologia molecular e a bioengenharia. Teve um impacto importante em vários domínios da medicina, incluindo a cardiologia, a oftalmologia, a endocrinologia, a oncologia, a pneumologia, a imunologia, etc., mas também em domínios altamente especializados, como a transferência de genes, a orientação cerebral, a orientação tumoral e a formulação de vacinas orais.[3] A nanotecnologia permite o desenvolvimento de sistemas, dispositivos e materiais inteligentes para aplicações farmacêuticas mais eficazes.

As nanotecnologias ajudam a melhorar a solubilidade e a biodisponibilidade, a reduzir a toxicidade, a acelerar a libertação e a criar melhores possibilidades de formulação de medicamentos. Na maioria dos casos, a redução do tamanho é limitada ao micrómetro, por exemplo, para diferentes formas de administração farmacêutica, como pó, emulsão, suspensão, etc.

Definições de nano[4]

As principais disposições relativas às nanotecnologias são descritas a seguir:

> **A nanociência** pode ser definida como o estudo de fenómenos e a manipulação de materiais à escala atómica e molecular.

> **A nanotecnologia** envolve a conceção, caraterização, fabrico e aplicação de estruturas, dispositivos e sistemas através do controlo da forma e do tamanho à escala nanométrica.

> **A "nanotecnologia farmacêutica"** refere-se à aplicação da nanociência aos produtos farmacêuticos sob a forma de nanomateriais e dispositivos para administração de medicamentos, diagnóstico, imagiologia e biossensores.

> **A nanomedicina** refere-se a módulos de dimensão submicrónica (<1um) utilizados para o tratamento, diagnóstico, monitorização e controlo de sistemas biológicos.

A nanotecnologia farmacêutica permite um diagnóstico mais preciso e um tratamento direcionado das doenças a nível molecular. A nanotecnologia farmacêutica é o domínio mais inovador e especializado que irá revolucionar a indústria farmacêutica num futuro próximo. A nanotecnologia farmacêutica oferece possibilidades revolucionárias de luta contra numerosas doenças. Está a ajudar a detetar antigénios associados a doenças como o cancro, a diabetes e as doenças neurodegenerativas, bem como a identificar microrganismos e vírus que causam infecções. Prevê-se que, nos próximos dez anos, o mercado seja inundado por medicamentos baseados na nanotecnologia.

1.2 Nanotecnologia na natureza[5]

Na natureza, as provas da nanotecnologia são abundantes e baseiam-se na sua capacidade de funcionar às escalas atómica, molecular e supramolecular. Os mecanismos do mundo biológico e físico funcionam geralmente numa escala de 1 a 100 nm. Um átomo de hidrogénio tem um diâmetro de cerca de 0,1 nm, o que é demasiado pequeno para ser visto pelo olho humano. Uma molécula (por exemplo, uma molécula de água) pode ser constituída por 20 a 30 átomos e tem um diâmetro de cerca de 1 nm. Uma molécula de ADN tem cerca de 2,5 nm de largura, uma proteína típica tem entre 1 e 20 nm de largura e o motor bioquímico ATP tem 10 nm de diâmetro. A espessura de um cabelo humano é de cerca de 10.000 nm e as células humanas medem entre 5.000 e 200.000 nm. Isto é certamente maior do que a escala nanométrica, mas os vírus que infectam as células humanas têm entre 10 e 200 nm de tamanho, ou seja, a escala nanométrica.

A natureza está na vanguarda da nanotecnologia, criando nanoestruturas que permitem que as proteínas e muitos outros compostos funcionem a nível celular, o que é essencial para a vida na Terra. Pensa-se que uma das funções das proteínas e dos compostos que existem a nível celular é a separação nanotecnológica. Alguns cientistas acreditam que os sistemas biológicos foram criados por um processo de auto-organização dinâmica que envolve a separação e a compartimentação de várias substâncias numa estrutura ou dispositivo desejado. Alguns sistemas biológicos contêm nanosistemas concebidos para funções específicas, como a locomoção, em que a actina se desloca ao longo da miosina e a cinesina ao longo dos microtúbulos. A molécula de ADN pode, portanto, ser vista como uma máquina de auto-organização, de reprodução e de construção de organismos, mesmo complexos, em condições adequadas. Os ribossomas constroem moléculas de proteínas com precisão, seguindo as instruções do ADN. Os motores moleculares que constituem os músculos humanos são nanomáquinas complexas capazes de converter energia química em energia mecânica com grande eficácia. Os ribossomas, outra molécula, podem fabricar moléculas de proteínas seguindo escrupulosamente as instruções do ADN. A fotossíntese nas plantas verdes é efectuada por células à escala nanométrica, que utilizam a energia para sintetizar compostos orgânicos a partir das matérias-primas baratas que absorvem. É espantoso ver como uma osga de parede consegue pendurar-se de cabeça para baixo graças aos milhões de nanofibras que tem em cada dedo do pé. Cada pelo agarra-se ao teto com uma força minúscula.

Graças à nanotecnologia, os olhos das traças são tratados com agentes antirreflexo e antirreflexo, que ajudam a repelir os predadores, enquanto as cores das asas das borboletas se devem à reflexão da luz por camadas nanométricas na estrutura das asas.

A natureza mostra como as moléculas solúveis, capazes de reconhecer e de se ligar a certos materiais, podem ser utilizadas para formar e controlar o crescimento de cristais e de outras nanoestruturas. Isto pode ser explicado pela forma como as macromoléculas controlam a auto-organização dos biominerais ou como as proteínas anticongelantes abrandam o crescimento dos cristais de gelo ou promovem a sua nucleação. Com conhecimentos e compreensão suficientes do modo de funcionamento dos sistemas naturais, será possível conceber e fabricar nanoestruturas artificiais capazes de imitar as funções dos sistemas naturais. Por exemplo, as biomoléculas como as proteínas, os péptidos, o ADN, os lípidos e os hidratos de carbono podem servir de modelos - as suas formas e propriedades químicas podem ser utilizadas - para organizar substâncias inorgânicas como os metais à escala nanométrica. Atualmente, está a ser desenvolvida investigação sobre abordagens sistemáticas para o fabrico de objectos artificiais à escala nanométrica e a integração de nanoestruturas em macroestruturas, tal como a natureza faz. Abordagens e conceitos potencialmente diferentes dos sistemas vivos em meio aquoso, como a auto-organização, a criação de estruturas atómicas e moleculares com base noutras nanoestruturas, a interação em superfícies de diferentes formas, a auto-regeneração e a integração a diferentes escalas de comprimento, podem servir de modelo.

1.3 Possibilidades e âmbito da aplicação :

Na era pós-GATT (Acordo Geral sobre Comércio e Tarifas), a indústria farmacêutica está a concentrar-se na investigação no domínio da nanotecnologia, uma vez que o desenvolvimento de novas substâncias químicas activas é moroso e muito dispendioso e que a maioria dos medicamentos deixará, muito em breve, de estar protegida por patentes, o que resultará em enormes perdas de receitas. A aplicação da nanotecnologia no domínio farmacêutico, fornecendo sistemas inteligentes de administração de medicamentos, é suscetível de ser a ferramenta mais importante e bem sucedida como alternativa às formas tradicionais de administração. Estes sistemas inteligentes de administração de fármacos não requerem investimentos significativos e espera-se que gerem lucros elevados devido à proteção de novas patentes para fármacos existentes ou que já expiraram. De acordo com um relatório recente, 23 patentes farmacêuticas importantes expirarão até 2008, resultando numa perda de receitas de 46 mil milhões de dólares, e prevê-se uma perda de 70 a 80 mil milhões de dólares até 2011, uma vez que vários medicamentos deixarão de estar protegidos por patentes. [6] Consequentemente, grande parte da investigação industrial está centrada na utilização das tecnologias mais recentes para desenvolver sistemas de administração de medicamentos, a fim de reduzir ou ultrapassar os seus inconvenientes, como a elevada toxicidade, a instabilidade no ambiente biológico, a baixa biodisponibilidade e a baixa concentração terapêutica no local de ação, o que os torna maus candidatos para as formas de administração existentes.

Atualmente, a maioria das indústrias reconheceu as potenciais aplicações das nanotecnologias no domínio farmacêutico e esforça-se por realizar actividades de investigação e desenvolvimento neste domínio. De acordo com os dados mais recentes, o investimento mundial em nanotecnologias atingiu 12,4 mil milhões de dólares em 2006. Os dados que se seguem mostram o interesse global no investimento em nanotecnologias e domínios conexos

A administração de novos fármacos tem uma série de características que são exclusivas da nanotecnologia, tornando-a uma ferramenta adequada para enfrentar grandes desafios. O campo de aplicação da nanotecnologia farmacêutica é muito vasto: desde materiais inteligentes para a engenharia de tecidos até ferramentas inteligentes para a administração e diagnóstico de medicamentos e, mais recentemente, para receptores artificiais de sangue, etc. As actuais aplicações das nanotecnologias no domínio farmacêutico incluem o desenvolvimento de nanomedicina, engenharia de tecidos, nanorrobôs, diagnósticos avançados, suportes de diagnóstico e terapêuticos, biossensores, biomarcadores, dispositivos de melhoria da imagem, tecnologias de implantação, superfícies bioactivas, etc. Um grande número de nanosistemas estudados até à data no domínio farmacêutico inclui lipossomas, dendrímeros, nanopartículas metálicas, nanopartículas poliméricas, nanotubos de carbono, pontos quânticos, nanofibras, etc.

1.4 O impacto das nanotecnologias : (7)

> As nanotecnologias constituem uma plataforma tecnológica muito diversificada para uma multiplicidade de aplicações possíveis.

> O nível fundamental de organização dos átomos e das moléculas, que determina as funções dos produtos artificiais e dos seres vivos, pode ser manipulado pela nanotecnologia.

> A nanotecnologia é interdisciplinar, o que significa que inverte a tendência para a especialização em determinadas disciplinas. Reúne todas as disciplinas, incluindo a biomedicina, a engenharia e a tecnologia.

> Como resultado, as possibilidades de fabrico, que anteriormente se centravam na produção em massa, expandiram-se e mudaram para incluir a auto-montagem e uma abordagem descendente.

> O ritmo e a escala da investigação e desenvolvimento influenciados pelas nanotecnologias tornaram-se tão grandes que as entidades reguladoras não conseguem cumprir os prazos de avaliação e impacto ambiental.

- Devido às vastas aplicações potenciais da nanotecnologia, os governos de vários países, incluindo os Estados Unidos, o Japão, a China e a Europa, decidiram que vale a pena investir na nanotecnologia.
- As nanotecnologias são hoje um dos principais motores da evolução tecnológica e económica e da concorrência industrial.

1.5 Vantagens da nanotecnologia :

Devido à sua vasta gama de aplicações, a nanotecnologia oferece muitas vantagens tanto nos países industrializados como nos países em desenvolvimento de todo o mundo:

- Criar novos produtos e melhorar os existentes.
- Disponibilidade de materiais mais fortes, mais rígidos e mais leves para a construção e engenharia.
- Água potável mais limpa graças à criação de filtros capazes de reter organismos e toxinas.
- Um ambiente mais limpo graças aos trabalhos de descontaminação para remover os poluentes do ambiente
- Melhorar os cuidados de saúde através do desenvolvimento de dispositivos e sistemas de administração de medicamentos para melhor monitorizar, diagnosticar e tratar doenças crónicas. (8)
- Melhorar os sistemas de transporte
- Energia mais barata e mais limpa

Em suma, a nanotecnologia é uma revolução industrial que tem o potencial de mudar todos os aspectos da vida humana.

1.6 Os riscos da nanotecnologia :

Apesar do enorme potencial das nanotecnologias, existem preocupações quanto à sua segurança para as pessoas, os animais e as plantas, bem como quanto ao seu impacto no ambiente. As aplicações militares são também motivo de preocupação, uma vez que as armas químicas baseadas em nanopartículas seriam mais letais do que as armas químicas actuais. Quanto mais pequena for a partícula, maiores serão os seus efeitos positivos ou negativos. Algumas nanopartículas são mais tóxicas devido ao aumento da sua área de superfície. Estudos demonstraram que os nanotubos de carbono são citotóxicos e provocam granulomas nos pulmões de animais de laboratório. Além disso, os metais e as nanopartículas de óxidos metálicos, como o cobre, o cobalto, o óxido de titânio e a sílica, têm efeitos inflamatórios e tóxicos nas células.

No entanto, a investigação e o debate sobre os benefícios e os riscos das nanotecnologias ainda não terminaram. De forma otimista, os benefícios das nanotecnologias são enormes, pelo que a investigação sobre as questões de saúde, ambientais, éticas e de segurança deve mostrar como maximizar os benefícios e reduzir os riscos. As macro e microtecnologias implicavam riscos, mas os seus benefícios foram aceites.

1.7 Nanotecnologias no fornecimento de medicamentos: [9]

Os desafios colocados pela maior parte dos sistemas de administração de fármacos incluem a fraca biodisponibilidade, *a estabilidade in vivo*, a solubilidade, a absorção intestinal, a administração sustentada e orientada para o local de ação, a eficácia terapêutica, os efeitos secundários e as variações na concentração plasmática do fármaco, que é inferior à concentração mínima eficaz ou superior à concentração terapêutica segura. No entanto, a nanotecnologia na administração de medicamentos é uma abordagem que permite ultrapassar estes problemas através da conceção e do fabrico de nanoestruturas submicrónicas e à escala nanométrica, geralmente à base de polímeros, que apresentam muitas vantagens.

De um modo geral, as nanoestruturas têm a capacidade de proteger os fármacos que encapsulam da degradação hidrolítica e enzimática no trato gastrointestinal; podem administrar uma vasta gama de fármacos de forma orientada a diferentes partes do corpo para uma libertação sustentada e, por conseguinte, são capazes de administrar fármacos, proteínas e genes por via oral. Libertam fármacos que não são solúveis em água, podem contornar o fígado e, assim, impedir o metabolismo do fármaco ingerido. Aumentam a biodisponibilidade oral dos fármacos porque

Mecanismos de absorção especializados, como a endocitose por absorção, são capazes de permanecer na corrente sanguínea durante longos períodos e libertar o fármaco incorporado de forma sustentada e contínua, resultando em menores flutuações plasmáticas e minimizando os efeitos secundários relacionados com o fármaco.

Devido ao seu tamanho, as nanoestruturas são capazes de penetrar nos tecidos e ser absorvidas pelas células, o que lhes permite administrar eficazmente o fármaco no local de ação. Verificou-se que a absorção das nanoestruturas é 15 a 250 vezes superior à das micropartículas da ordem de 1 a 10 pm. Ao manipular as propriedades dos polímeros, é possível controlar a libertação do ingrediente ativo das nanoestruturas, de modo a obter a concentração terapêutica desejada no tempo necessário. Para uma libertação orientada, as nanoestruturas podem ser conjugadas com compostos-alvo, de modo a que a ligação entre o polímero e o ingrediente ativo possa ser ajustada para controlar onde e durante quanto tempo o ingrediente ativo é libertado. Isto pode ser conseguido através da incorporação de aminoácidos, lípidos, péptidos ou pequenas cadeias como moléculas espaçadoras. A libertação orientada do ingrediente ativo é de extrema importância na quimioterapia, uma vez que o sistema de libertação do ingrediente ativo só pode ser direcionado para o tumor maligno e protege as células saudáveis de uma distribuição uniforme dos agentes quimioterapêuticos no corpo e dos seus efeitos nocivos.

A utilização de nanoestruturas, como as nanopartículas poliméricas, é uma abordagem não invasiva para penetrar na barreira hemato-encefálica e tratar doenças neurodegenerativas, cerebrovasculares e inflamatórias. A investigação e o desenvolvimento de novos medicamentos requerem muito capital e tempo, pelo que as empresas farmacêuticas têm de encontrar outras formas de satisfazer as necessidades do mercado. Os novos métodos de administração de medicamentos permitem às empresas farmacêuticas reformular medicamentos já existentes no mercado.

As nanotecnologias revestem-se de uma importância estratégica para o desenvolvimento de sistemas de administração de medicamentos susceptíveis de expandir o mercado farmacêutico. As nanotecnologias permitem modificar a formulação dos medicamentos existentes, prolongando assim a sua vida útil, aumentando a sua eficácia, melhorando a sua aceitação através do aumento da sua eficácia, melhorando a segurança e a adesão dos doentes e, em última análise, reduzindo os custos dos cuidados de saúde. A nanotecnologia pode também melhorar a eficácia dos medicamentos que não chegam à fase de ensaio clínico. Permite a administração de medicamentos e o tratamento e gestão de doenças crónicas, incluindo o cancro, o VIH/SIDA e a diabetes.

O principal objetivo da investigação sobre a administração de medicamentos é ajudar os doentes através do desenvolvimento de formulações clinicamente úteis. As tecnologias de administração controlada de medicamentos evoluíram consideravelmente nas últimas décadas, levando ao desenvolvimento de diferentes formulações clínicas que melhoram a adesão e o conforto dos doentes. As tecnologias actuais permitem administrar fármacos com a cinética de libertação desejada durante longos períodos, que vão de alguns dias a vários anos.

Os sistemas de administração oral e transdérmica libertam geralmente os medicamentos no prazo de 24 horas, o que melhora consideravelmente a sua eficácia e minimiza os efeitos secundários. Os sistemas implantáveis podem administrar fármacos localmente durante meses ou mesmo anos. Apesar dos progressos significativos, há domínios em que são necessárias melhorias consideráveis para atingir um novo nível de relevância clínica. Uma dessas áreas é a administração de medicamentos a tumores sólidos. O efeito clinicamente significativo da administração orientada de fármacos reside na capacidade de orientar o fármaco ou o veículo do fármaco para minimizar os efeitos tóxicos sistémicos causados pelo fármaco. A aplicação bem sucedida (do banco de ensaio à cabeceira) de potenciais terapias genéticas e contra o cancro, incluindo a administração de pequenos ARN de interferência (siRNA), dependerá em grande medida de estratégias de administração orientada de medicamentos.

Para enfrentar os muitos desafios associados à definição de uma estratégia eficaz de administração de fármacos com alvos específicos, é necessário compreender os processos associados ao transporte de um fármaco ou de um veículo de fármacos para um destino após a administração intravenosa, bem como as questões relacionadas com doenças-alvo específicas e a resposta do organismo ao sistema de administração de fármacos. A falta de uma compreensão clara dos desafios que se colocam à administração de fármacos pode resultar em progressos modestos nas tecnologias de administração de fármacos orientados nos próximos anos.

As actuais necessidades não satisfeitas e os desafios nesta área foram salientados pelo Professor Alexander T. Florence, que foi um dos poucos a chamar a atenção para as afirmações exageradas sobre o direcionamento de medicamentos com base em nanopartículas. Estas têm de ser melhor avaliadas e compreendidas para se conseguir um maior sucesso no direcionamento dos fármacos para os tumores. Por conseguinte, seria benéfico considerar uma série de questões e factores que podem influenciar o desenvolvimento de sistemas melhorados de administração de fármacos orientados.

São utilizados muitos termos para descrever os sistemas de administração de fármacos à escala nanométrica e o termo nanopartícula é aqui utilizado para referir uma série de sistemas, tais como nanocarreadores, nanomateriais, nanossistemas, nanoestruturas e outros termos utilizados na literatura.

A nanotecnologia utiliza nanopartículas para administrar medicamentos no local do incidente. Desta forma, é utilizada a dose certa de medicamento e os efeitos secundários são muito reduzidos, uma vez que o ingrediente ativo é administrado apenas no local doloroso. Esta abordagem altamente selectiva reduz os custos e a dor dos doentes. É por isso que várias nanopartículas, como os dendrímeros e os materiais nanoporosos, estão a ser cada vez mais utilizadas. As micelas de copolímeros em bloco são utilizadas para o encapsulamento de fármacos. Transportam pequenas moléculas de fármacos para o local desejado. Do mesmo modo, os sistemas nanoelectromecânicos são utilizados para libertar substâncias activas. As nanopartículas de ferro ou os envelopes de ouro são amplamente utilizados no tratamento do cancro. A medicina dirigida reduz o consumo de medicamentos e os custos do tratamento, tornando o tratamento dos doentes mais económico.

As nanopartículas utilizadas para a administração de medicamentos são constituídas por nanopartículas ou moléculas que podem melhorar a biodisponibilidade dos medicamentos. Para maximizar a biodisponibilidade em locais específicos do corpo e durante um determinado período de tempo, o direcionamento molecular é efectuado utilizando dispositivos fabricados pela nanotecnologia, como os nanorrobôs. As moléculas são direccionadas e os fármacos são entregues com precisão à célula.

A imagiologia in vivo é outro domínio em que estão a ser desenvolvidos nano-instrumentos e dispositivos para *imagiologia in vivo*. A imagiologia baseada em nanopartículas, como a imagiologia por ultra-sons e por ressonância magnética, utiliza nanopartículas como agentes de contraste. Estão a ser desenvolvidos materiais nanotecnológicos para tratar eficazmente doenças e afecções como o cancro. Os avanços na nanotecnologia permitem criar nanodispositivos biocompatíveis de auto-montagem para detetar células cancerígenas, avaliar automaticamente a doença, tratá-la e comunicá-la.

As propriedades farmacológicas e terapêuticas dos medicamentos podem ser melhoradas através da conceção adequada de sistemas de administração e de nanopartículas à base de lípidos e polímeros. A força dos sistemas de administração de medicamentos reside na sua capacidade de modificar a farmacocinética e a biodistribuição do medicamento. As nanopartículas concebidas para contornar os mecanismos de defesa do organismo podem ser utilizadas para melhorar a administração de medicamentos. Estão a ser desenvolvidos novos mecanismos sofisticados de administração de medicamentos, capazes de atravessar as membranas celulares e de penetrar no citoplasma das células, para melhorar a eficácia. As reacções desencadeadas são um meio de utilizar as moléculas dos medicamentos de forma mais eficaz. Os medicamentos colocados no organismo só podem ser activados se for recebido um sinal específico. Um ingrediente ativo pouco solúvel é substituído por um sistema de entrega que tem melhor solubilidade devido a um ambiente hidrofílico e hidrofóbico. Os danos nos tecidos causados pelo ingrediente ativo podem ser evitados através da regulação da libertação do ingrediente ativo. Os sistemas de administração de fármacos podem ser utilizados para reduzir a eliminação de fármacos do organismo através da modificação da farmacocinética do fármaco. Uma das consequências mais importantes da nanotecnologia e da nanociência será o desenvolvimento de medicamentos inteiramente novos, com mais efeitos benéficos e menos efeitos secundários.

As nanopartículas são, por conseguinte, ferramentas promissoras para o desenvolvimento de medicamentos, sensores de diagnóstico e bioimagem. A distribuição biológica destas nanopartículas é ainda imperfeita devido à complexidade da resposta do hospedeiro a materiais de dimensão nanométrica e micrométrica e à dificuldade de os direcionar para órgãos específicos do corpo. Estão a ser feitos esforços para otimizar e compreender melhor o potencial e as limitações dos sistemas de nanopartículas. Num estudo sobre o sistema excretor do rato, foram encapsulados dendrímeros para transportar nanopartículas de ouro com carga positiva para os rins, enquanto as nanopartículas de ouro com carga negativa permaneceram em órgãos importantes como o baço e o fígado. A carga positiva na superfície das nanopartículas reduz a taxa de opsonização das nanopartículas no fígado, o que afecta a via de eliminação. Devido ao seu pequeno tamanho de 5 nm, as nanopartículas podem acumular-se nos tecidos periféricos e, assim, acumular-se no organismo ao longo do tempo. Assim, as nanopartículas podem ser utilizadas com êxito e de forma eficiente para a entrega e distribuição direccionadas, e os estudos posteriores sobre a toxicidade das nanopartículas podem ser alargados e melhorados.

A administração direccionada de fármacos é um tipo de sistema inteligente de administração de fármacos que, de forma milagrosa, fornece o fármaco ao doente. A administração tradicional de medicamentos envolve a absorção do fármaco através da membrana biológica, enquanto que com a administração orientada de medicamentos, o fármaco é libertado sob a forma de dose.

A administração de fármacos com objectivos específicos é um método que consiste em administrar uma quantidade específica de um fármaco terapêutico na área-alvo doente do corpo durante um longo período de tempo. Desta forma, o nível necessário de fármaco pode ser mantido no plasma sanguíneo e nos tecidos do organismo, evitando que o fármaco danifique os tecidos saudáveis. O sistema de administração de fármacos é altamente integrado e requer o esforço conjunto de diferentes disciplinas, como químicos, biólogos e engenheiros, para o otimizar. Ao desenvolver um sistema de administração de fármacos direcionado, devem ser tidos em conta os seguintes critérios: As propriedades do fármaco, os efeitos secundários do fármaco, a via de administração, o destino e a doença.

O desenvolvimento de produtos baseados em tais sistemas de administração tem em conta as propriedades específicas das células-alvo, a natureza dos marcadores ou transportadores que entregam o medicamento a receptores e ligandos específicos e os componentes fisicamente modulados. Idealmente, os sistemas de administração de fármacos orientados devem ser bioquimicamente inertes (não tóxicos), não imunogénicos, física e quimicamente estáveis em condições in vivo e in vitro, ter uma administração limitada do fármaco às células, tecidos ou órgãos-alvo e uma distribuição capilar uniforme. Deve ter uma taxa de libertação controlada e previsível, e a libertação não deve comprometer a ação do fármaco. Deve libertar uma quantidade terapêutica de ingrediente ativo e apresentar uma fuga mínima de ingrediente ativo durante o transporte.

Os excipientes utilizados devem ser biodegradáveis ou facilmente eliminados do organismo. O fabrico do sistema de administração deve ser simples ou relativamente simples, reprodutível e rentável. A administração de fármacos com objectivos específicos é preferível aos sistemas de administração tradicionais por três razões principais. A primeira é de ordem farmacêutica. Os medicamentos tradicionais são pouco solúveis e mais instáveis do que os sistemas de administração dirigida. Os medicamentos tradicionais são também pouco absorvidos, têm uma semi-vida mais curta e requerem um grande volume de distribuição. Este facto explica as suas propriedades farmacocinéticas. A terceira razão prende-se com as propriedades farmacodinâmicas dos medicamentos. Os medicamentos tradicionais têm uma especificidade e um índice terapêutico baixos em comparação com os sistemas de administração de medicamentos com objectivos específicos. Por estas razões, a administração de fármacos dirigida é preferida aos sistemas de administração convencionais.

1.7.1 Tipos de administração de medicamentos orientados : [10]

Como já foi referido, o direcionamento de um fármaco para uma área específica não só melhora a eficácia terapêutica dos fármacos, como também reduz a toxicidade associada ao fármaco, permitindo a utilização de doses mais baixas do fármaco no tratamento. Para satisfazer estas condições, são amplamente utilizadas duas abordagens, também conhecidas como classificação de medicamentos direccionados.

a. Seleção passiva

Trata-se da acumulação de um fármaco ou de um sistema de administração de fármacos num local específico, por exemplo, um fármaco anticancerígeno, cuja causa pode estar relacionada com factores físico-químicos ou farmacológicos da doença. Por conseguinte, no tratamento do cancro, o tamanho e as propriedades de superfície das nanopartículas para a administração de fármacos têm de ser controlados de forma orientada para evitar a absorção pelo sistema reticuloendotelial (RES) e para maximizar o tempo de circulação e a precisão do alvo. Consequentemente, a orientação passiva é incorretamente descrita como um simples sistema de administração de fármacos através da corrente sanguínea. A libertação ou o efeito do fármaco é limitado a determinadas zonas do corpo, por exemplo, um tumor, mas não o fígado. Outros exemplos são os medicamentos antimaláricos direccionados para o tratamento da leishmaniose, brucelose e candidíase.

b. Orientação ativa

O direcionamento ativo envolve a interação específica do ligando com o recetor para a localização intracelular, que só ocorre após o fluxo sanguíneo e o extravasamento. Esta abordagem de orientação ativa pode ser dividida em três níveis de orientação diferentes

1) A focalização de primeira ordem refere-se à distribuição limitada de sistemas de transporte de fármacos no leito capilar de um local, órgão ou tecido-alvo pré-determinado, por exemplo, focalizando o sistema linfático, o peritoneu, várias cavidades, os ventrículos cerebrais e os olhos, bem como as articulações.
2) A segmentação de segunda ordem refere-se à administração selectiva de medicamentos a determinados tipos de células, como as células tumorais, em vez de células normais, por exemplo, a administração selectiva de medicamentos às células de Kupffer no fígado.
3) Na segmentação de terceira ordem, a substância ativa é administrada especificamente nos locais intracelulares das células-alvo, por exemplo, por endocitose de um complexo de substância ativa que entra na célula através do recetor do ligando.

1.7.2 Aumento da permeabilidade e do efeito de retenção :

Os vasos sanguíneos tornam-se mais permeáveis quando são afectados por tumores sólidos, processos inflamatórios ou infecciosos. Os vasos tornam-se menos estanques, permitindo que as partículas atravessem a parede do vaso e entrem no espaço de controlo. O tamanho das partículas pode variar entre 10 e 500 nm, incluindo lipossomas ou micelas.

A natureza da doença tem um impacto na porosidade dos vasos, o que permite controlar a difusão do fármaco; a escolha do tamanho correto do suporte permite que o fármaco seja extravasado do vaso sanguíneo. Além disso, as células tumorais não dispõem de um sistema de drenagem linfática eficaz. Estes dois aspectos contribuem para a acumulação de estruturas com dimensões até 200 nm no tecido tumoral. Maeda et al. apelidaram este fenómeno de "efeito de permeabilidade e retenção melhoradas (EPR)" e estudaram-no em profundidade como solução para o tratamento do cancro, especialmente quando são utilizados fármacos macromoleculares.

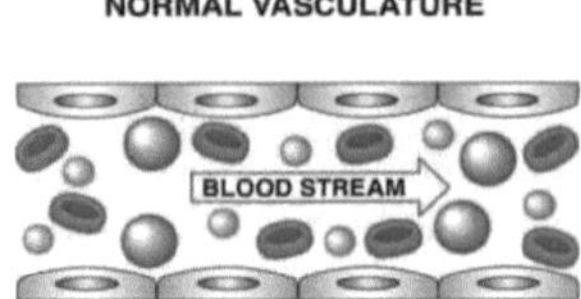

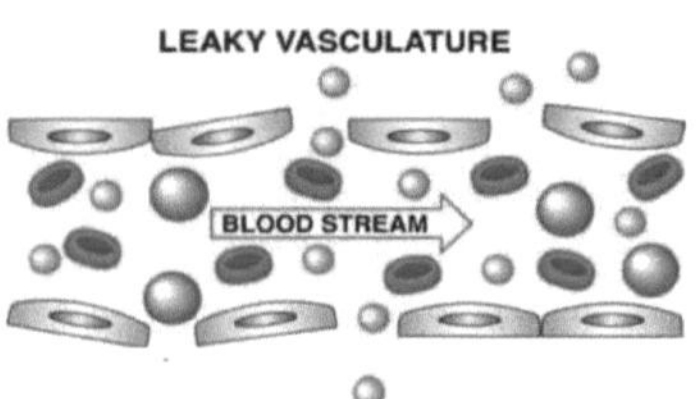

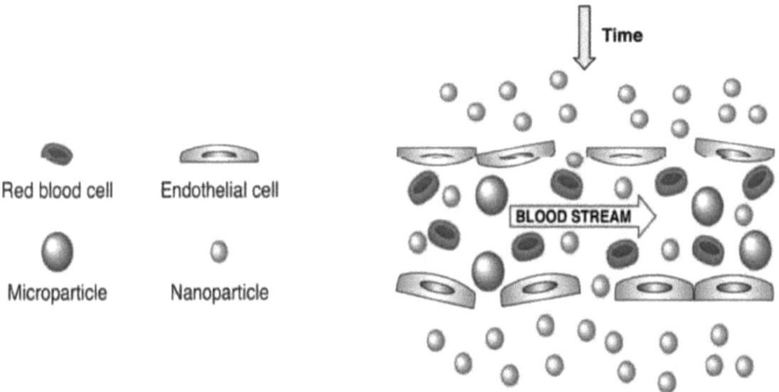

Figura 1.2 Ilustração do efeito EPR. Apenas as partículas mais pequenas do que o tamanho de corte podem atravessar as paredes vasculares e ser extravasadas para os tecidos, o que acaba por levar a uma maior retenção e acumulação de partículas devido à lenta depuração linfática.

Capítulo 2 Produtos nanofarmacêuticos

2.1 Produtos nanofarmacêuticos :

Os produtos nanofarmacêuticos são partículas coloidais com uma dimensão entre 10 e 1000 nanómetros (1 mícron). São frequentemente utilizados para a administração de medicamentos. Os produtos nanofarmacêuticos são variados, tanto na forma como na composição, e têm frequentemente vantagens sobre os seus homólogos "maiores", principalmente devido à sua dimensão. Consequentemente, as propriedades dos nanomateriais diferem radicalmente das dos seus homólogos macroscópicos/volumétricos devido à sua maior área de superfície e aos efeitos quânticos. À medida que o tamanho das partículas diminui, uma maior proporção de átomos encontra-se na superfície do que no núcleo, o que frequentemente torna as partículas mais reactivas e solúveis em água.

Existem dois tipos de produtos nanofarmacêuticos: [11]

(1) aqueles em que as moléculas terapêuticas são elas próprias o medicamento (ou seja, o próprio composto terapêutico serve de veículo); e

(2) Aqueles em que as moléculas terapêuticas estão diretamente acopladas (funcionalizadas, incorporadas ou revestidas) a um suporte sob a forma de nanopartículas. Como não existe uma convenção ou nomenclatura universal para classificar os produtos nanofarmacêuticos, diferentes estruturas nanométricas com diferentes formas são por vezes classificadas como produtos nanofarmacêuticos. As formas mais comuns incluem esferas (ocas ou sólidas), tubos, partículas (sólidas ou porosas) e macromoléculas ramificadas em forma de árvore. Embora existam poucos produtos nanofarmacêuticos aprovados pela FDA no mercado, estas formulações já estão a ter um impacto na medicina e prometem mudar o panorama dos cuidados de saúde.

Os produtos nanofarmacêuticos têm um grande potencial para resolver os problemas dos medicamentos tradicionais que não podem ser desenvolvidos eficazmente devido a factores como a fraca solubilidade em água, a toxicidade, a baixa biodisponibilidade ou a falta de especificidade do alvo (por exemplo, entrega do medicamento a uma localização específica do tecido). Os produtos nanofarmacêuticos têm atraído a atenção devido ao seu potencial para revolucionar a administração de medicamentos. O aspeto mais importante dos sistemas de administração de medicamentos é administrar a dose certa de um determinado ingrediente ativo a um determinado local da doença, reduzir os efeitos secundários tóxicos e otimizar o efeito terapêutico do ingrediente ativo em comparação com os inconvenientes clássicos das terapêuticas tradicionais. Por outras palavras: os produtos nanofarmacêuticos podem ser utilizados para administrar medicamentos de uma forma orientada para o local da lesão tecidular ou da doença, a fim de melhorar a absorção de medicamentos pouco solúveis e/ou a biodisponibilidade dos medicamentos.

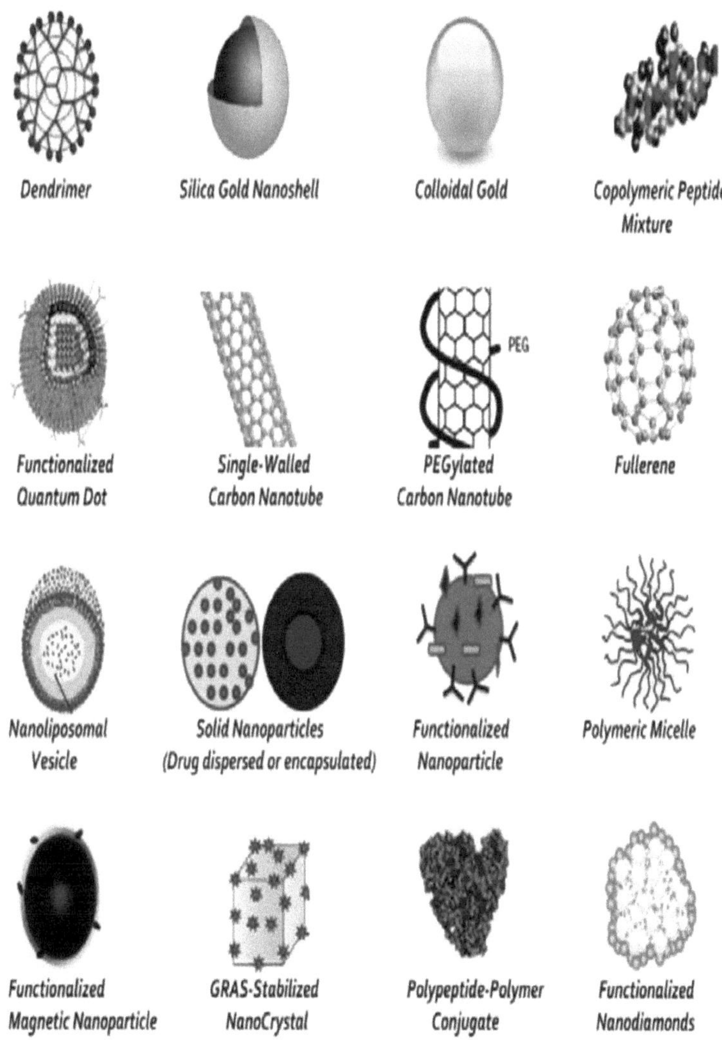

Figura 2.1. Principais classes de produtos nanofarmacêuticos de primeira geração (autorizados ou em desenvolvimento)

2.2 Métodos de preparação para a produção de nanopartículas : [(12)]

Existem basicamente duas abordagens para a síntese de nanoestruturas, independentemente do domínio ou da disciplina: a abordagem ascendente e a abordagem descendente.

a. Abordagem ascendente :

As nanoestruturas são criadas pelo crescimento ou montagem de átomos ou moléculas que constituem os blocos de construção. Os blocos de construção podem ser manipulados através de reacções químicas controladas para se auto-montarem e criarem nanoestruturas como os nanotubos e os pontos quânticos. Os átomos ou moléculas também podem ser manipulados fisicamente para formar nanoestruturas utilizando sondas minúsculas. A auto-organização de átomos ou moléculas pode ser conseguida através da modelação e da não modelação. A modelação consiste em fazer interagir macromoléculas biológicas sob a influência de uma sequência, um padrão, uma estrutura, uma força externa ou uma restrição espacial. Por exemplo, os tensioactivos não ionogénicos e os copolímeros em bloco são utilizados como modelos na formação de nanoestruturas. As nanoestruturas hexagonais bidimensionais formadas por micropilhas cilíndricas de polímeros anfifílicos foram utilizadas como modelos para o fabrico de nanotubos a partir de sulfureto de cádmio semicondutor. A auto-montagem refere-se à formação de nanoestruturas a partir de átomos ou moléculas sob a influência de factores externos. A litografia de auto-montagem, que é barata e eficiente, é uma das técnicas que pode ser utilizada para produzir nanoestruturas com menos de 100 nm.

A abordagem "bottom-up" é considerada a abordagem ideal para a nanotecnologia. A abordagem ascendente abre possibilidades quase ilimitadas para a conceção e construção de dispositivos moleculares artificiais capazes de desempenhar determinadas funções quando estimulados por energia externa. No entanto, um dos problemas da abordagem ascendente é o movimento aleatório dos átomos, que tem de ser ultrapassado.

b. Uma abordagem descendente:

Os materiais a granel são transformados em nanoestruturas através de processos específicos. O "top-down" é obtido por esmagamento, corte ou gravação, o que é conseguido por processamento a granel ou de película, tratamento de superfície e processamento de formas utilizando litografia. O processamento a granel envolve a fotolitografia, que utiliza um processo de gravação, e o processamento de formas envolve litografia suave.

Outros processos incluem a litografia por feixe de electrões, a litografia por raios X e a litografia para sistemas micro-electromecânicos. No entanto, a fotolitografia e os processos relacionados são limitados na produção de nanoestruturas com menos de 100 nm e, por conseguinte, não podem ser utilizados para nanoestruturas com menos de 100 nm.

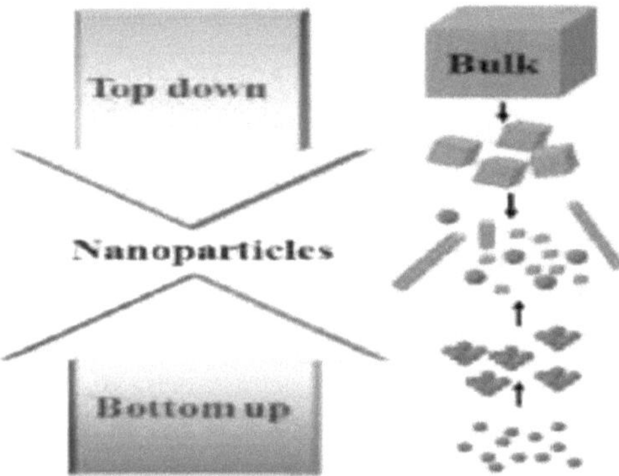

Fig.2.2 Representação esquemática dos métodos de produção de nanopartículas.

2.3 Características dos produtos nanofarmacêuticos :

As potenciais aplicações dos produtos nanofarmacêuticos devem-se a algumas das suas características e propriedades únicas, que os tornam ideais para a administração de medicamentos em comparação com as formas tradicionais de administração. Estas incluem

- Nanoescala/pequena dimensão (grande relação superfície/volume) ;
- Toxicidade sistémica reduzida devido à menor necessidade de dose;
- Perfil de libertação controlada do fármaco
- Farmacocinética modificada dos medicamentos ;
- Aumento da acumulação do fármaco no local de ação
- capacidade de proteger as substâncias activas da degradação enzimática ou hidrolítica (estabilidade física e química a longo prazo da preparação)
- grande capacidade de carga para medicamentos
- Maior circulação sistémica ou maior tempo de permanência no organismo
- Libertação eficaz de substâncias activas que são difíceis de dissolver na água
- A vasta gama de formulações e a variedade de substâncias activas e excipientes que podem ser incorporados e embalados na forma galénica
- Melhoria da orientação e entrega biológica utilizando compostos de orientação específicos do local ou ligandos ligados.
- Potencial para diferentes vias de administração (oral, tópica, intravenosa, etc.).

2.4 Produtos nanofarmacêuticos: sistemas de administração de medicamentos :

I. nanopartículas.

   A. Nanosuspensões.

B. Nanoemulsões.
C. Nanopartículas de polímero.
D. Outros :
   a) Nanopartículas lipídicas sólidas.
   b) Suportes lipídicos nanoestruturados.
   c) Conjugados de ingredientes activos lipídicos.

II. Lipossomas.
III. Niosomas.
IV. Nanogéis.
V. Miscelânea de polímeros.
VI. Dendrímeros.
VII. Glóbulos vermelhos recolhidos.
VIII. Outros
   a. Nanotubos de carbono.
   b. Pontos quânticos.

2.4 Nanopartículas :

As nanopartículas são sistemas coloidais sólidos poliméricos submicroscópicos com dimensões entre 5 e 300 nm, constituídos por substâncias macromoleculares com dimensões entre 10 e 100 nm. A substância ativa desejada é dissolvida, adsorvida, ligada ou encapsulada na matriz das nanopartículas. Dependendo do processo de fabrico, podem ser produzidas nanopartículas, nanoesferas ou nanocápsulas. As nanocápsulas são sistemas em que a substância ativa está encapsulada numa cavidade rodeada por uma única membrana de polímero, enquanto as nanoesferas são sistemas matriciais em que a substância ativa está física e uniformemente dispersa. Nos últimos anos, as nanopartículas poliméricas biodegradáveis, em especial as revestidas com um polímero hidrofílico, como o poli(etilenoglicol) (PEG), conhecidas como partículas de longa circulação, têm sido utilizadas como potenciais dispositivos de administração de medicamentos, uma vez que podem circular durante muito tempo num determinado órgão, atuar como transportadores de ADN na terapia genética e administrar proteínas, péptidos e genes. As vantagens da utilização de nanopartículas para nanopartículas carregadas com fármacos são o facto de as suas pequenas dimensões lhes permitirem penetrar em pequenos capilares e serem absorvidas pelas células, podendo o fármaco ser administrado à velocidade e dose certas em áreas específicas do corpo durante um determinado período de tempo, aumentando o efeito terapêutico e reduzindo a toxicidade e os efeitos secundários. A utilização de materiais biodegradáveis no fabrico de nanopartículas permite a libertação sustentada no alvo durante dias ou mesmo semanas. Apesar destas vantagens, as nanopartículas também têm as suas limitações. Por exemplo, a sua pequena dimensão e grande área de superfície podem levar à agregação das partículas entre si, o que complica o processamento físico das nanopartículas na forma líquida e seca. Além disso, a pequena dimensão das partículas e a sua grande área de superfície conduzem facilmente a uma carga limitada do ingrediente ativo e a uma libertação rápida do ingrediente ativo. Estes problemas práticos têm de ser ultrapassados antes de as nanopartículas poderem ser utilizadas clinicamente ou disponibilizadas comercialmente. A citotoxicidade dos polímeros e a falta de uma produção adequada em grande escala são desvantagens das nanopartículas poliméricas. Para ultrapassar estes inconvenientes, são preferidas as nanopartículas lipídicas sólidas.

2.4.1 Nanosuspensão :

Uma nanosuspensão é uma dispersão coloidal submicrónica de partículas de fármaco. Uma nanosuspensão farmacêutica é definida como partículas sólidas coloidais bifásicas muito finas de fármacos dispersas num meio aquoso, com menos de 1 pm de dimensão, estabilizadas por tensioactivos e polímeros e preparadas por processos adequados para utilização na administração de fármacos. [(13)]

As nanosuspensões têm o potencial de resolver o problema da administração de fármacos pouco solúveis em água e pouco solúveis em água e lípidos. Melhoram a absorção e a biodisponibilidade e ajudam a reduzir a dose das formas orais tradicionais de administração. A redução do tamanho das partículas do fármaco conduz a um aumento da área de superfície e, por conseguinte, da taxa de dissolução, que é descrita pela equação de Noyes-Whitney. Além disso, uma redução do tamanho das partículas conduz a um aumento da solubilidade de saturação devido a um aumento da pressão de dissolução, que é descrita pela equação de Ostwald-Freundlich. Dependendo do processo de fabrico, podem ocorrer alterações na estrutura cristalina das partículas do medicamento. Um aumento da parte amorfa do fármaco pode levar a um aumento da solubilidade de saturação.

A nanossuspensão não só resolve o problema da fraca solubilidade e da baixa biodisponibilidade, como também modifica a farmacocinética do medicamento, melhorando a sua segurança e eficácia.

Vantagens :

a. O mais económico.

b. Utilizado para preparações com baixa solubilidade.

c. Fisicamente mais estáveis do que os lipossomas.

d. Fácil de fabricar e escalável para produção em grande escala.

e. Dissolução rápida e utilização específica em tecidos.

f. Menos irritação dos tecidos.

g. aumento da biodisponibilidade quando os medicamentos são administrados por oclusão e inalação.

1. Métodos de preparação de nanosuspensões : [14,15,16]

Os métodos utilizados nos últimos anos para produzir nanosuspensões podem ser divididos em três métodos principais:

1. Destruição de suportes
2. Homogeneização a alta pressão
3. Precipitação

a. Destruição de suportes

A moagem de meios é outra tecnologia utilizada para produzir nanosuspensões. Esta tecnologia, protegida por patente, foi adquirida pela Elan Drug Delivery. Nesta tecnologia, as nanosuspensões são produzidas utilizando moinhos de alta velocidade ou moinhos de bolas. O moinho é constituído por uma câmara de moagem, um eixo de moagem e uma câmara de recirculação. As nanopartículas do ingrediente ativo são obtidas através da moagem do ingrediente ativo num meio.

A elevada energia e as forças de cisalhamento resultantes da impregnação do meio de trituração com o medicamento fornecem a energia necessária para fragmentar as micropartículas do medicamento em partículas de dimensão nanométrica. Os meios de moagem são geralmente vidro, óxido de zircónio ou resina de poliestireno altamente reticulada. No processo descontínuo, o tempo necessário para obter dispersões com um perfil de distribuição unimodal e um diâmetro médio <200 nm é de 30 a 60 minutos. No processo de moagem, o meio de moagem, a água ou um tampão adequado, o fármaco e o estabilizador são carregados na câmara de moagem. Os meios de moagem ou as esferas são então rodados a uma taxa de cisalhamento muito elevada. Fármacos como o cilostazol, o danazol e o naproxeno. No caso das nanosuspensões, as partículas são carregadas com um meio polimérico. O moinho pode funcionar em modo descontínuo ou em circuito fechado de moagem. A suspensão, composta pelo fármaco, água e estabilizador, é introduzida na câmara de moagem e transformada numa dispersão nanocristalina.

O princípio:

A elevada energia e as forças de cisalhamento resultantes da impregnação do meio de trituração com o fármaco fornecem a energia necessária para decompor as micropartículas do fármaco em partículas de dimensão nanométrica. Os corpos de moagem são feitos de vidro, óxido de zircónio ou resina de poliestireno altamente reticulada. O processo pode ser efectuado em modo descontínuo ou de recirculação.

Em modo descontínuo, o tempo necessário para obter dispersões com um perfil de distribuição unimodal e um diâmetro médio inferior a 200 nm é de 30 a 60 minutos. O processo de moagem do meio pode lidar com sucesso tanto com cristais de fármacos micronizados como não micronizados. Uma vez optimizados a formulação e o processo, a qualidade da dispersão varia pouco de lote para lote.

Benefícios

(1) . As nanosuspensões, quer sejam muito diluídas ou muito concentradas, podem ser preparadas a partir de quantidades de ingrediente ativo que variam entre 1 mg/ml e 400 mg/ml.

(2) Distribuição nanométrica do tamanho do produto final

Desvantagens

1. A técnica de fresagem é muito morosa.
2. Algumas fracções de partículas situam-se na gama dos micrometros.
3. A graduação não é fácil devido ao tamanho e ao peso do moinho.

b. Homogeneização a alta pressão

Este é o método mais utilizado para preparar nanosuspensões para muitos fármacos pouco solúveis em água. Foram desenvolvidos vários métodos de preparação de nanosuspensões com base neste princípio: Dissocubes, Nanopure, Nanoedge,

Tecnologia de nanojacto. No método de homogeneização a alta pressão, uma suspensão de fármaco e tensioativo é pressurizada num homogeneizador a alta pressão através de uma válvula equipada com orifícios nanométricos.

Princípio

Durante a homogeneização, as partículas do medicamento são fragmentadas por cavitação, forças de cisalhamento e colisões das partículas entre si. A suspensão de fármaco contida num cilindro com cerca de 3 mm de diâmetro passa subitamente através de uma fenda de homogeneização muito estreita de 25 pm, resultando numa velocidade de fluxo elevada.

Na fenda de homogeneização, de acordo com a equação de Bernoulli, a pressão dinâmica do líquido aumenta enquanto a pressão estática desce abaixo do ponto de ebulição da água à temperatura ambiente. Como resultado, a água à temperatura ambiente começa a ferver, levando à formação de bolhas de gás que rebentam quando a suspensão deixa a fenda (conhecida como cavitação) e a pressão atmosférica normal é novamente atingida. A força de implosão é suficientemente forte para desintegrar as micropartículas de fármaco em nanopartículas. Além disso, a colisão a alta velocidade das partículas contribui para o tamanho nanométrico do fármaco. Para aumentar a eficiência da nanoprocessamento, é por vezes aconselhável adicionar melhoradores de viscosidade, uma vez que uma maior viscosidade aumenta a densidade do pó na zona de dispersão (intervalo de homogeneização). Como o homogeneizador pode funcionar a diferentes pressões, entre 100 e 1500 bar, é necessário estudar o efeito da pressão de homogeneização na dimensão das partículas, a fim de otimizar os parâmetros do processo em cada caso. Espera-se que quanto maior for a pressão de homogeneização, menor será o tamanho das partículas. As nanosuspensões de medicamentos como o albendazol, a azitromicina e o fenofibrato são produzidas utilizando este método,

Benefícios

1. Os fármacos com baixa solubilidade em meios aquosos e orgânicos podem ser facilmente convertidos em nanosuspensões.
2. Fácil escalabilidade e baixa variabilidade de lote para lote.
3. Distribuição estreita do tamanho das nanopartículas de fármacos no produto final.

Desvantagens

4. a necessidade de moldar a lama com misturadores de alta velocidade antes de a homogeneizar
5. Grande número de ciclos de homogeneização.
6. Qualquer contaminação pode ser causada por iões metálicos desprendidos das paredes.

c. Precipitação

Nos últimos dez anos, a precipitação tem sido utilizada há muito tempo para obter partículas submicrónicas, particularmente para fármacos pouco solúveis. Regra geral, o fármaco é primeiro dissolvido num solvente. Esta solução é então misturada com um anti-solvente miscível na presença de tensioactivos. A rápida adição da solução do fármaco ao anti-solvente (normalmente água) resulta numa súbita supersaturação do fármaco na solução misturada e na formação de sólidos cristalinos ou amorfos ultrafinos. Este processo envolve duas fases: nucleação e crescimento de cristais. Para produzir uma suspensão estável com um tamanho mínimo de partícula, é necessária uma taxa de nucleação elevada, mas uma taxa de crescimento baixa. Ambas as taxas dependem da temperatura: a temperatura óptima para a nucleação pode ser inferior à temperatura para o crescimento dos cristais, pelo que o regime de temperatura pode ser optimizado. Foram preparadas nanosuspensões de carbamazepina, ciclosporina e griseofulvina utilizando este método.

Benefícios

> Um processo simples, fácil escalabilidade e produção de baixo custo.

Desvantagens

> O crescimento dos cristais deve ser limitado pela adição de tensioactivos.

> O medicamento deve ser solúvel em pelo menos um solvente.

Formação de nanosuspensões

Quadro 2.1: Repartição das receitas da nanosuspensão

Excepient	Function	Example
Stabilizers	Wet the drug particles thoroughly, prevent Ostwald's ripening and agglomeration of Nanosuspensions, providing steric or ionic barrier	Lecithins, poloxamers, polysorbate, Cellulosics, povidones
Cosurfactants	Influence phase behavior when micro emulsions Are used to formulate nanosuspensions	Bile salts, dipotassium glycerrhizinate, transcutol, glycofurol, Ethanol, isopropanol.
Organic Solvent	Pharmaceutically acceptable less hazardous Solvent for preparation of formulation.	Methanol, ethanol, chloroform, isopropanol, ethyl acetate, ethyl Formate, butyl lactate, triacetin, propylene carbonate, benzyl alcohol
Other Additives	According to the requirement of the route of Administration or the properties of the drug moiety	Buffers, salts, polyols, osmogens, cryoprotectant etc

11. Caracterização de nanosuspensões: [17]

As nanosuspensões são avaliadas da mesma forma que as suspensões tradicionais: aspeto, cor, odor, análise, presença de impurezas, etc. Além disso, são avaliados o tamanho das partículas, o potencial zeta, a morfologia, os estudos de dissolução e os estudos in vivo.

a. Tamanho das partículas :

O tamanho das partículas e a distribuição do tamanho das partículas são dois parâmetros importantes, uma vez que influenciam a solubilidade de saturação, a taxa de dissolução, a estabilidade e o comportamento in vivo das nanosuspensões. Qualquer alteração no tamanho das partículas leva a alterações na solubilidade e na dissolução. A dimensão das partículas determina o comportamento físico-químico do fármaco. O tamanho das partículas pode ser determinado por análise de sementes ou de temperatura. A distribuição do tamanho das partículas pode ser determinada por espetroscopia de correlação de fotões (pcs) ou difração laser (ld). A distribuição do tamanho das partículas é expressa em termos do índice de polidispersão (pi). Um valor de pi de 0,1-0,25 indica uma distribuição relativamente nanométrica, enquanto um valor superior a 0,5 indica uma distribuição muito ampla.

b. carga superficial (potencial zeta) :

O potencial zeta determina a estabilidade da nanosuspensão. O potencial zeta deve ser de pelo menos 30 mV, enquanto que no caso de um estabilizador eletrostático ou estérico combinado, é suficiente um potencial zeta de 20 mV.

c. estado cristalino e morfologia das partículas :

Quando um fármaco é nanodegradado, a natureza cristalina e a morfologia das partículas alteram-se. Este fenómeno pode ser demonstrado através deste método. A análise por difração de raios X é utilizada principalmente para determinar o estado sólido das partículas e é complementada por microscopia eletrónica de varrimento.

d. Solubilidade de saturação e velocidade de dissolução :

A nanosuspensão aumenta a solubilidade e a velocidade de dissolução. Também contribui para o comportamento in vitro do fármaco. Quando o tamanho das partículas é reduzido à escala nanométrica, a velocidade de dissolução e a pressão aumentam, resultando num aumento da solubilidade da solução devido a uma alteração da tensão superficial.

APÊNDICES :

As nanosuspensões têm uma vasta gama de aplicações, nomeadamente para medicamentos com baixa solubilidade e biodisponibilidade. Estas são resumidas a seguir. [18,19, 20]

A. Administração de medicamentos orais :

Devido a uma série de vantagens, a via oral é a via preferida para muitos fármacos, particularmente para antibióticos administrados por via oral, como a atovaquona e o bupravacon. Quando um fármaco é fabricado à escala nanométrica, a sua solubilidade e biodisponibilidade aumentam. A administração oral de nanopartículas de naproxeno resulta num aumento da área sob a curva (AUC) (0-24 h) de até 97,5 mg-h/L em comparação com a nanosuspensão de naproxeno e os comprimidos de naproxeno16. No caso do danazol (um inibidor da gonadotropina), a nanosuspensão tem uma biodisponibilidade absoluta de 82,3, enquanto a dispersão convencional tem uma biodisponibilidade absoluta de apenas 5,2%17.

B. Administração parentérica de medicamentos :

A nanotecnologia é também utilizada para a administração parentérica de medicamentos. A vantagem deste método reside no facto de os medicamentos pouco solúveis necessitarem de menos solventes tóxicos. Isto permite aumentar o efeito terapêutico do medicamento em comparação com os medicamentos orais tradicionais e direcionar o medicamento para os macrófagos.

Quando a clofazimina é administrada por via intravenosa, a sua concentração no fígado, baço e pulmões atinge níveis elevados, ou seja, excede a concentração inibitória mínima para a maioria das estirpes de Mycobacterium avium. A tarazepida está disponível sob a forma de nanosuspensão para evitar a utilização de tensioactivos e ciclodextrinas para melhorar a biodisponibilidade.

C. **Administração de medicamentos por via pulmonar :**

Para a administração pulmonar de medicamentos, utilizamos nanopreparações para medicamentos que não se dissolvem bem nas secreções pulmonares. Durante a administração pulmonar, o medicamento é nebulizado utilizando um nebulizador mecânico ou de ultra-sons. Isto assegura uma distribuição uniforme do fármaco, com cada gota a conter pelo menos uma partícula de fármaco. O tamanho nanométrico melhora a difusão e a dissolução do fármaco. Aumenta a adesão do fármaco à superfície da mucosa e prolonga o tempo de permanência no local de absorção.

As nanosuspensões têm um início de ação rápido, seguido de uma libertação controlada da substância ativa, o que é importante para a maioria das doenças pulmonares. Por exemplo, a budenosida.

D. **Incluindo a distribuição de medicamentos :**

Alguns medicamentos não são facilmente solúveis no fluido lacrimal. Quando são formulados sob a forma de nanopartículas, a sua solubilidade saturável e a sua biodisponibilidade aumentam. Isto é particularmente verdade no caso dos fármacos hidrofóbicos. Isto aumenta o tempo de permanência no canal. O melhor exemplo de nanosuspensão é o ibuprofeno. O efeito anti-inflamatório do ibuprofeno aumentou em comparação com a formulação aquosa.

E. **Distribuição selectiva de medicamentos :**

As nanosuspensões são também utilizadas para influenciar especificamente as suas propriedades de superfície e o seu comportamento in vivo pode ser facilmente modificado através da alteração do estabilizador. O fármaco é absorvido pelo sistema fagocítico mononuclear, permitindo a libertação do fármaco numa região específica. Isto pode ser utilizado para administrar fármacos antimicobacterianos e antifúngicos específicos aos macrófagos. Atovaquona utilizada como uma nanosuspensão direccionada para o cérebro

F. **Mucoadesão de nanopartículas :**

Quando ingeridas por via oral, as nanosuspensões difundem-se no meio líquido e aderem à superfície da mucosa antes de serem absorvidas. Este facto aumenta a biodisponibilidade e o ataque ao parasita que permanece na cavidade oral. Por exemplo, Bupravacone contra Cryptosporidium parvum.

2.4.2 Nanoemulsões :

[21]As nanoemulsões são novos sistemas de administração de medicamentos que consistem em sistemas emulsionados de óleo e água com um diâmetro médio de gotícula entre 50 e 1.000 nm. Normalmente, o tamanho médio das gotículas situa-se entre 100 e 500 nm e pode ser óleo em água (o/w) ou água em óleo (w/o), sendo o núcleo das partículas constituído por óleo ou água. As nanoemulsões são produzidas a partir de tensioactivos farmacêuticos que são geralmente considerados seguros (GRAS). O tipo e a concentração de tensioactivos na fase aquosa são escolhidos de forma a garantir uma boa estabilidade contra a coalescência. São utilizados diferentes tipos de óleos para formular nanoemulsões - óleos naturais, semi-sintéticos e sintéticos. A capacidade das nanoemulsões para dissolver grandes quantidades de fármacos pouco solúveis, a sua compatibilidade mútua e a sua capacidade para proteger os fármacos da hidrólise e da degradação enzimática tornam-nas veículos ideais para os fármacos. As principais vantagens das nanoemulsões como excipientes incluem uma maior carga de fármaco, uma melhor solubilidade e biodisponibilidade do fármaco, uma menor variabilidade nos doentes, uma libertação controlada do fármaco e uma proteção contra a degradação enzimática.

I. Vantagens das nanoemulsões :

As vantagens dos sistemas de administração de medicamentos por nanoemulsão incluem

- Graças ao seu pequeno tamanho, as gotículas podem ser depositadas uniformemente nos substratos. A baixa tensão superficial do sistema global e a baixa tensão interfacial das gotículas O/W também melhoram a molhagem, a distribuição e a penetração.
- O tamanho muito pequeno das gotículas resulta numa redução considerável da gravidade, e o movimento browniano pode ser suficiente para superar a gravidade. Isto significa que não há formação de nata ou sedimentação durante o armazenamento.
- O tamanho reduzido das gotas também evita a floculação. A floculação fraca é impedida, pelo que o sistema permanece disperso e não se separa. As nanoemulsões são sistemas termodinamicamente estáveis, e esta estabilidade permite que o sistema se auto-emulsifique.
- As pequenas gotículas também evitam a coalescência. Como estas gotículas são elásticas, evitam-se as vibrações superficiais.
- As nanoemulsões são ideais para a difusão eficaz de ingredientes activos através da pele. A grande área de superfície da emulsão garante uma rápida penetração dos ingredientes activos. Não são tóxicas nem irritantes, o que as torna fáceis de aplicar na pele e nas mucosas.
- A transparência do sistema, a sua fluidez (em concentrações razoáveis de óleo) e a

ausência de espessantes podem conferir-lhes um carácter esteticamente agradável e uma sensação de conforto na pele.

- Ao contrário das microemulsões (que requerem concentrações elevadas de tensioativo, normalmente da ordem dos 20% ou mais), as nanoemulsões podem ser preparadas com uma concentração razoável de tensioativo. Para uma nanoemulsão O/W a 20%, pode ser suficiente uma concentração de tensioativo da ordem dos 5-10%. As nanoemulsões contêm geralmente tensioactivos autorizados para consumo humano (GRAS) e podem ser administradas por via entérica.
- As nanoemulsões podem ser utilizadas para emitir uma fragrância que pode ser incorporada em muitos produtos de higiene corporal. Podem também ser utilizadas em perfumes, que são de preferência sem álcool.
- As nanoemulsões podem ser utilizadas em vez de lipossomas e vesículas (que são muito menos estáveis) e, em alguns casos, podem ser criadas fases lamelares de cristais líquidos em torno de gotículas de nanoemulsão.
- As nanoemulsões podem ser formuladas em diferentes formas de dosagem, como cremes, líquidos, sprays e espumas.
- Não danificam as células humanas ou animais saudáveis, o que torna as nanoemulsões adequadas para utilização terapêutica em medicina humana e veterinária.
- Aumento da taxa de absorção, aumento da biodisponibilidade e eliminação das flutuações de absorção
- Ajuda a solubilizar medicamentos lipofílicos e disfarça o sabor desagradável de certos medicamentos.
- O medicamento pode ser administrado por várias vias: tópica, oral e intravenosa.
- Melhora a absorção de aditivos solúveis em óleo em culturas de células. Melhora o crescimento e a viabilidade das células cultivadas. Utilizado para estudar a toxicidade de fármacos solúveis em óleo em culturas de células.
- As nanoemulsões podem aumentar a estabilidade de compostos quimicamente instáveis, protegendo-os da degradação oxidativa e da luz.
- Libertação controlada e orientada de ingredientes activos e absorção de um grande número de agentes terapêuticos.

II. Aplicações das nanoemulsões :

- As nanoemulsões são frequentemente utilizadas em cosméticos
- Nano-emulsões antimicrobianas e suas novas aplicações
- As nanoemulsões são também utilizadas para prevenir ataques bioterroristas

> As nanoemulsões são utilizadas para administrar vacinas

> As nanoemulsões são utilizadas como desinfectantes não tóxicos

> As nanoemulsões são também utilizadas em técnicas de cultura de células.

> As nanoemulsões são utilizadas para melhorar a administração oral de fármacos pouco solúveis.

> As nanoemulsões são utilizadas para administrar medicamentos no olho e na ótica.

> As nanoemulsões são utilizadas como veículos para administração transdérmica.

> As nanoemulsões são também utilizadas no tratamento do cancro e na administração de medicamentos específicos.

> As nanoemulsões são também utilizadas para a administração intranasal de medicamentos.

> As nanoemulsões são utilizadas para a administração parentérica de medicamentos.

> As nanoemulsões são principalmente utilizadas para a administração de medicamentos por inalação.

> As nanoemulsões são também utilizadas como vectores de transferência de genes

2.4.3 Nanopartículas de polímero (PNP) :

As nanopartículas de polímero (PNP) são definidas como dispersões de partículas ou sólidos com dimensões entre 10 e 1000 nm.

As nanopartículas poliméricas (PNP) são fabricadas a partir de polímeros biocompatíveis e biodegradáveis com um tamanho entre 10 e 1000 nm, nos quais o fármaco é dissolvido, encapsulado ou ligado à matriz da nanopartícula. [24]

Dependendo do processo de fabrico, podem ser produzidas nanopartículas, nanoesferas ou nanocápsulas. As nanocápsulas são sistemas em que o fármaco é encapsulado numa cavidade rodeada por uma única membrana de polímero, enquanto as nanoesferas são sistemas matriciais em que o fármaco está física e uniformemente disperso.

O campo das nanopartículas poliméricas (PNP) está a crescer rapidamente e desempenha um papel importante numa vasta gama de domínios, como a eletrónica, a fotónica, os materiais condutores, os sensores, a medicina, a biotecnologia, a proteção do ambiente e as tecnologias ambientais. As nanopartículas são veículos promissores para a administração de medicamentos, uma vez que facilitam a criação de vectores que administram medicamentos a um alvo específico; esta vantagem melhora a segurança dos medicamentos. As nanopartículas à base de polímeros transportam eficazmente medicamentos, proteínas e ADN para células e órgãos-alvo. O seu tamanho, na gama dos nanómetros, facilita a penetração eficaz das membranas celulares e a estabilidade na corrente sanguínea. Os polímeros são materiais muito adequados para a produção de inúmeras e variadas construções moleculares, que podem ser integradas em nanopartículas únicas com muitas aplicações médicas potenciais. Nas últimas duas décadas, foram desenvolvidos vários métodos de produção de PNP. Podem distinguir-se consoante as partículas sejam formadas por uma reação de polimerização ou as nanopartículas sejam formadas diretamente a partir de uma macromolécula ou polímero pré-formado ou por gelificação iónica.

1) Vantagens das nanopartículas de polímero: (25)

- Aumenta a estabilidade de todas as substâncias farmacêuticas voláteis que podem ser produzidas facilmente e de forma económica em grandes quantidades utilizando uma multiplicidade de processos.
- São muito superiores aos métodos tradicionais de administração oral ou intravenosa em termos de eficácia e eficiência.
- Fornece uma maior concentração de um medicamento no sítio certo.

- A escolha do polímero e a capacidade de modificar a libertação do ingrediente ativo nas nanopartículas poliméricas tornaram-nas candidatas ideais para o tratamento do cancro, para a administração de vacinas e contraceptivos e para a administração orientada de antibióticos.
- As nanopartículas poliméricas podem ser facilmente integradas noutras actividades de administração de medicamentos, como a engenharia de tecidos.

II) Polímeros para a produção de nanopartículas

Os polímeros devem ser compatíveis com o organismo em termos de adaptabilidade (não toxicidade) e (não antigenicidade) e ser biodegradáveis e biocompatíveis. Polímeros naturais: os polímeros naturais mais utilizados para a produção de nanopartículas poliméricas são: [26] □ quitosana □ gelatina □ alginato de sódio □ albumina.

Existem muitos polímeros sintéticos, tais como

- Polilactida (PLA)
- Poliglicolídeos (PGA)
- Poli(lactido-co-glicosídeos) (PLGA)
- Polianidrido
- Poliortoéster
- Policianoacrilato
- Policaprolactona
- Ácido poliglutâmico

- Ácido poliláctico
- Poli(N-vinilpirrolidona)
- Poli(metacrilato de metilo)
- Poli(álcool vinílico)
- Poli(ácido acrílico)
- Poliacrilamida
- Poli(etilenoglicol)
- Poli(ácido metacrílico)

III) Técnica de cozedura

As propriedades dos PNP devem ser optimizadas para se adequarem à aplicação específica. Para obter as propriedades desejadas, o método de preparação desempenha um papel importante. Por conseguinte, é muito vantajoso dispor de métodos de preparação para obter PNP com as propriedades desejadas para uma aplicação específica. São utilizados diferentes métodos, como a polimerização, polímeros preparados, gelificação iónica, etc.

Processo de preparação de nanopartículas a partir de uma dispersão de um polímero pré-formado

a) Evaporação de solventes
b) Nano precipitação
c) Emulsificação/difusão de solventes
d) Lixiviação
e) Diálise
f) Tecnologia de fluidos supercríticos (SCF)

Processo de preparação de nanopartículas por polimerização de monómeros

a) Emulsão
b) Mini-emulsão
c) Micro-emulsão
d) Polimerização na interface
e) Polimerização radical controlada/em direto (C/LRP)

2.4.4 Outros : [27,28,29]

a) **Nanopartículas lipídicas sólidas :**

As nanopartículas lipídicas sólidas (SLN) são partículas de dimensão nanométrica com uma matriz lipídica sólida. Trata-se de gotículas lipídicas oleosas, sólidas à temperatura ambiente e estabilizadas por tensioactivos. A vantagem das SLN é que não necessitam de solventes orgânicos para o seu fabrico, são resistentes à água e podem ser utilizadas para a libertação controlada de fármacos. As nanopartículas lipídicas sólidas (SLN) são sistemas de partículas para administração parentérica de medicamentos com um diâmetro médio de partículas de 50 a 1000 nm. As SLN são produzidas por homogeneização a alta pressão de soluções aquosas de tensioactivos com lípidos carregados de fármacos em estado fundido ou sólido (500/1500 bar, 3/10 ciclos). São também utilizados na cosmética. Os SLN invisíveis e invisíveis foram utilizados para libertar paclitaxel. Foi comunicada a libertação sustentada de doxorrubicina a partir de SLNs. Embora promissores, os SLN apresentam vários inconvenientes. A sua capacidade de carga é baixa e existe uma tendência para a fuga do conteúdo durante o armazenamento. Estes problemas devem-se ao facto de a matriz das partículas não formar uma estrutura cristalina perfeita quando são utilizados lípidos sólidos. O elevado teor de água das dispersões SLN também pode ser um problema.

b) **Suportes lipídicos nanoestruturados (NLC) :**

Para ultrapassar algumas das desvantagens dos NLC, foi desenvolvida uma segunda geração de partículas lipídicas através da mistura de lípidos sólidos com lípidos líquidos. Estas foram denominadas transportadores lipídicos nanoestruturados (NLCs). Em comparação com os SLN, os NLC têm geralmente uma estrutura deformada que torna a estrutura da matriz imperfeita e liberta espaço para a absorção de substâncias activas. As NLCs podem ser fabricadas utilizando uma variedade de processos de dispersão convencionais. O método de fabrico preferido é a homogeneização a alta pressão. A homogeneização a alta pressão só pode ser utilizada até um teor de sólidos de cerca de 60% e, num processo de várias fases, o teor de sólidos atinge, por exemplo, 80%. Estas estruturas foram estudadas e recentemente investigadas para a administração tópica de medicamentos, incluindo antifúngicos e anti-inflamatórios não esteróides. Estas estruturas são também utilizadas em cosméticos.

c) **Nanopartículas de conjugados de substâncias activas lipídicas**

Para ultrapassar as limitações das SLN, foram desenvolvidos conjugados de fármacos à base de lípidos com uma capacidade de carga até 33% 85. Mehnert *et al.* estudaram a estrutura das nanopartículas à base de lípidos e referiram que as SLN e outros transportadores lipídicos nanoestruturados não apresentavam qualquer vantagem em termos de taxas de incorporação em relação às nanoemulsões tradicionais.

2.5 LIPOSSOMAS : [(30)]

Os lipossomas são vesículas concêntricas de duas camadas em que o volume aquoso está completamente rodeado por uma bicamada lipídica composta principalmente por fosfolípidos naturais ou sintéticos. O nome "lipossoma" deriva de duas palavras gregas: "lipos" significa gordura e "soma" significa corpo. Os lipossomas podem ser de diferentes tamanhos, unilamelares ou multilamelares, e o seu nome refere-se aos seus elementos estruturais, os fosfolípidos, e não ao seu tamanho. Um lipossoma não contém necessariamente ingredientes lipofóbicos, como a água, embora este seja geralmente o caso. Os lipossomas são vesículas fabricadas artificialmente, constituídas por uma dupla camada de lípidos. Os lipossomas podem ser preenchidos com fármacos e utilizados para a administração de medicamentos contra o cancro e outras doenças. Os lipossomas podem ser produzidos através da rutura de membranas biológicas, por exemplo, por sonicação.

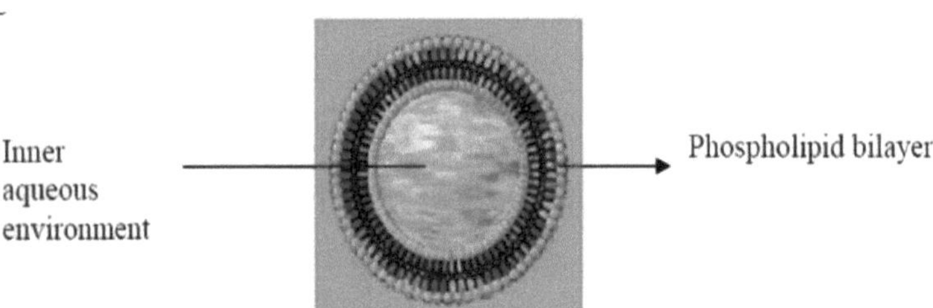

Figura 2.3: Estrutura dos lipossomas.

Os lipossomas são micropartículas ou transportadores coloidais com um diâmetro típico de 0,05 a 5,0 pm, que se formam espontaneamente por hidratação de certos lípidos num meio aquoso. Os lipossomas são feitos de um material relativamente biocompatível e biodegradável e consistem num volume aquoso rodeado por uma ou mais bicamadas de lípidos naturais e/ou sintéticos. Os fármacos de diferente lipofilicidade podem ser encapsulados em lipossomas na bicamada fosfolipídica, no volume aquoso ou no limite da bicamada.

Vantagens dos lipossomas (31)

- Não-iónico
- Pode tolerar medicamentos solúveis em água e em gordura
- Os medicamentos biodegradáveis podem ser estabilizados contra a oxidação
- Estabilização melhorada das proteínas
- Controlo da hidratação
- Garantir uma libertação sustentável
- Administração orientada de medicamentos ou administração de medicamentos em locais específicos
- Estabilização do medicamento num ambiente desfavorável
- Alterações da farmacocinética e da farmacodinâmica dos medicamentos
- Pode ser administrado de diferentes formas
- Pode conter micro e macromoléculas

> Servir de reservatório de drogas
> O índice terapêutico dos medicamentos está a aumentar
> Terapia para evitar a exposição ao local
> Pode modular a distribuição de medicamentos
> Interação direta droga-célula
> Biodegradável e flexível

Desvantagens (31)

> Menor estabilidade
> Baixa solubilidade
> Meia-vida curta
> Os fosfolípidos são oxidados e hidrolisados
> Fugas e derretimento
> Custos de produção elevados
> Absorção rápida graças às células R.E.S.
> Podem ocorrer reacções alérgicas aos componentes lipossómicos.
> Problemas de alinhamento em diferentes tecidos devido ao seu tamanho

2.5.1 Tipos de lipossomas :

Os lipossomas são classificados de acordo com as seguintes características

- Parâmetros estruturais
- Tipo de preparação
- Composição e utilização

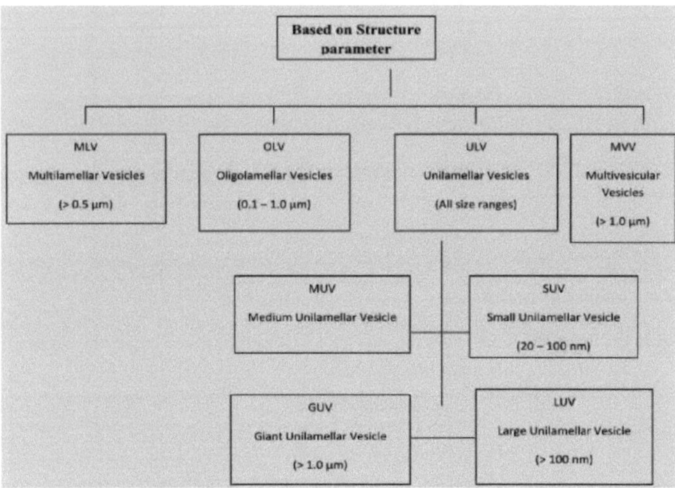

Fig. 2.4: Classificação dos lipossomas de acordo com os parâmetros estruturais

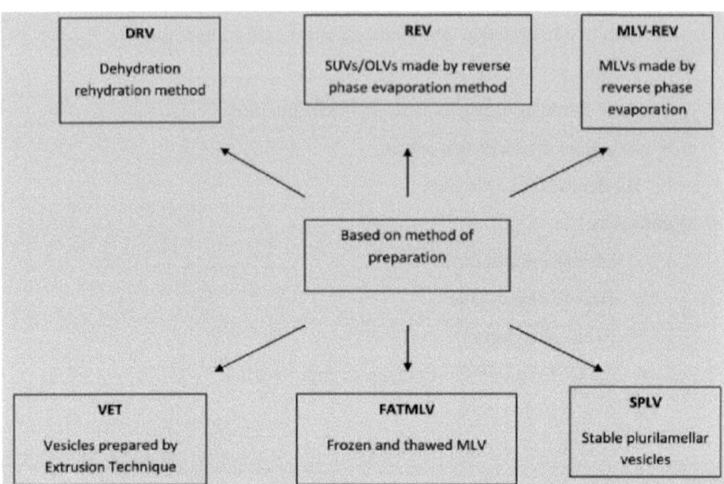

Figura 2.5: Classificação dos lipossomas de acordo com o método de produção.

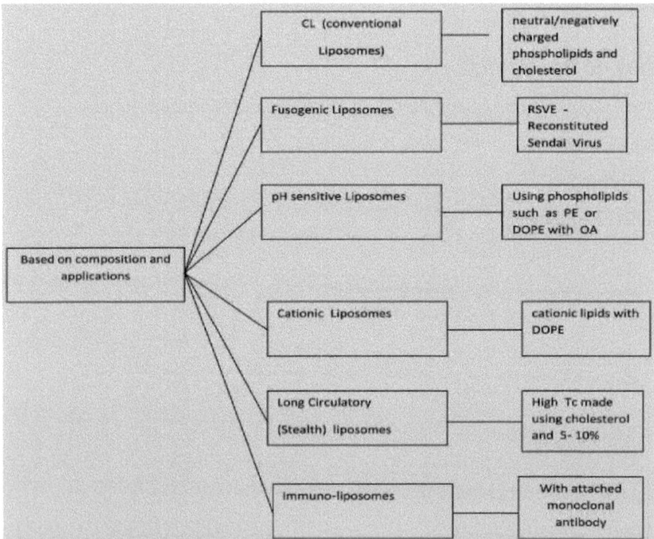

Figura 2.6: Classificação dos lipossomas de acordo com a sua composição e utilização.

Quadro 2.2: Classificação dos lipossomas (32)

TIPO-1	ESPECIFICAÇÃO
COM BASE NO PARÂMETRO DE ESTRUTURA	

MLV OLV uv SUV MUV LUV GUV MV	Bexiga multilamelar grande->O.5pm Bexiga oligolamelar-0.1-Omm Bexiga unilamelar (todos os tamanhos) Bexiga unilamelar pequena Bexiga unilamelar média Bexiga unilamelar grande Bexiga unilamelar Bexiga unilamelar->1Omm Bexiga unilamelar gigante->1Omm Bexiga multivesicular >1mm
TIPO-2	
À BASE DE UMA PREPARAÇÃO DE LIPOSSOMAS	
REV MLV-REV SPLV FATMLV. EFP DRV	Vesículas individuais ou oligolamelares produzidas por evaporação em fase reversa Vesícula multilamelar obtida por evaporação em fase inversa Vesícula plurilamelar estável VVM congelados e descongelados Vesículas produzidas por extrusão Reidratação Método de desidratação
TIPO-3	
COM BASE COM BASE NA COMPOSIÇÃO E APÊNDICE	
Lipossoma convencional Lipossoma fusogénico Lipossoma catiónico Lipossoma de longa circulação Lipossoma sensível ao pH Imunolipossoma	Neutro ou com carga negativa Fosfolípidos Reconstrução do envelope do vírus Sendai Lípido catiónico Lipossomas neutros com elevada temperatura de transição Fosfolípido do tipo fosfatidiletanolamina Lipossoma longo de cor cerúlea com anticorpo monoclonal ligado

Componentes estruturais: (33)

a) Fosfolípidos

Os fosfolípidos contendo glicerol são o componente mais comum das formulações lipossómicas e representam mais de 50% da massa de lípidos nas membranas biológicas. São derivados do ácido fosfatídico. A espinha dorsal da molécula é uma unidade de glicerol. Na posição C3, o grupo OH é esterificado com ácido fosfórico. Os grupos OH em C1 e C2 são esterificados por uma cadeia longa. É o ácido gordo que confere ao lípido o seu carácter. Um dos restantes grupos OH do ácido fosfórico pode ser esterificado com uma vasta gama de álcoois orgânicos, incluindo glicerol, colina, etanolamina, serina e inositol. O composto inicial da série é, portanto, o éster fosfórico do glicerol.

Eis alguns exemplos de fosfolípidos.

- Fosfatidilcolina (lecitina) - PC
- Fosfatidiletanolamina (cefalina) - PE
- Fosfatidilserina (PS)

- Fosfatidil-inositol (PI)
- Fosfatidilglicerol (PG)

Os ácidos gordos saturados são utilizados para produzir lipossomas estáveis. Os ácidos gordos insaturados não são geralmente utilizados.

b) Esfingolípidos

A base é a esfingosina ou uma base relacionada. Estes são componentes importantes das células vegetais e animais. Um grupo principal que pode variar de álcoois simples, como a colina, a hidratos de carbono altamente complexos.

Os esfingolípidos mais comuns são a esfingomielina.

glicoesfingolípidos.

Gangliosídeos - encontram-se na massa cinzenta e são utilizados como componentes secundários no fabrico de lipossomas.

Estas moléculas contêm sacarídeos complexos com um ou mais resíduos de ácido siálico no grupo de cabeça polar e, por conseguinte, têm uma ou mais cargas negativas a pH neutro. São incorporadas em lipossomas para formar uma camada com grupos de superfície carregados.

c) Esteróis

- O colesterol e os seus derivados são frequentemente incorporados em lipossomas

para

- fluidez reduzida ou microviscosidade da dupla camada
- redução da permeabilidade da membrana a moléculas solúveis em água
- Estabilização da membrana na presença de fluidos biológicos como o plasma (este efeito é utilizado para produzir lipossomas para administração intravenosa).

Fosfolípidos sintéticos

Por exemplo: para os fosfolípidos saturados, isto significa

- Dipalmitoilfosfatidilcolina (DPPC)
- Distearoilfosfatidilcolina (DSPC)
- Dipalmitoilfosfatidiletanolamina (DPPE)
- Dipalmitoilfosfatidilserina (DPPS)
- Ácido Dipalmitoilfosfatídico (DPPA)
- Dipalmitoilfosfatidilglicerol (DPPG)

Por exemplo: para os fosfolípidos insaturados

- Dioleoilfosfatidilcolina (DOPC)
- Dioleoilfosfatidilglicerol (DOPG)

Materiais poliméricos

Os fosfolípidos sintéticos com um grupo dictileno na cadeia de hidrocarbonetos polimerizam-se sob o efeito da luz UV, resultando na formação de lipossomas polimerizados que têm uma barreira de permeabilidade muito mais elevada aos fármacos aquosos retidos. Outros lípidos polimerizáveis incluem lípidos de dieno conjugado, metacrilato, etc. **Outras substâncias**

- Vários outros lípidos e tensioactivos são utilizados para formar lipossomas.
- Muitos tensioactivos de cadeia simples podem formar lipossomas em combinação com colesterol.
- Lípidos não iónicos.
- Uma variedade de mono e dialquilanfifilos poliglicerol e polietoxilados, utilizados principalmente em preparações cosméticas.
- Os lípidos de cadeia simples ou dupla com cadeias de fluorocarbonetos podem formar lipossomas altamente estáveis.
- Esterilamina e fosfato de diacetilo.
- Incorporadas em lipossomas, estas estruturas recebem uma carga superficial negativa ou positiva.
- Verificou-se que um certo número de compostos com uma longa cadeia de hidrocarbonetos e um grupo de cabeça iónico são capazes de formar bolhas. Estes incluem os sais de amónio quaternário de fosfatos de dialquilo.

2.5.2 Preparações de lipossomas: (34)

Seleção de um método de produção de lipossomas :

A escolha correcta do método de produção de lipossomas depende dos seguintes parâmetros

1) Caracterização físico-química do material selecionado e dos componentes lipossomais.
2) O tipo de meio em que as vesículas lipídicas estão dispersas.
3) A concentração efectiva da substância capturada e a sua potencial toxicidade.
4) Outros processos envolvidos no processo de aplicação/libertação de vesículas.
5) Tamanho ótimo das bolhas, polidispersão e prazo de validade para a utilização pretendida.
6) Reprodutibilidade de lote para lote e capacidade de produzir produtos lipossómicos seguros e eficazes em grande escala

Método geral de preparação e carregamento do medicamento :

Na maioria dos casos, os lipossomas são fabricados através de uma variedade de processos em que os materiais solúveis em água (hidrofílicos) são capturados utilizando uma solução aquosa destes materiais como líquido de hidratação ou adicionando um fármaco/solução de fármaco numa fase específica do fabrico dos lipossomas.

As substâncias activas lipossolúveis (lipofílicas) são dissolvidas numa solução orgânica de um lípido básico, sendo depois evaporadas para formar uma película lipídica seca que contém a substância ativa, seguida de hidratação. Nestes métodos, os agentes de retenção são carregados antes ou durante o processo de fabrico (carregamento passivo). Contudo, certos tipos de compostos que contêm grupos ionizáveis, bem como os que são solúveis tanto em lípidos como em água, podem ser introduzidos nos lipossomas após a formação de vesículas intactas (carregamento remoto).

Métodos de produção de lipossomas :

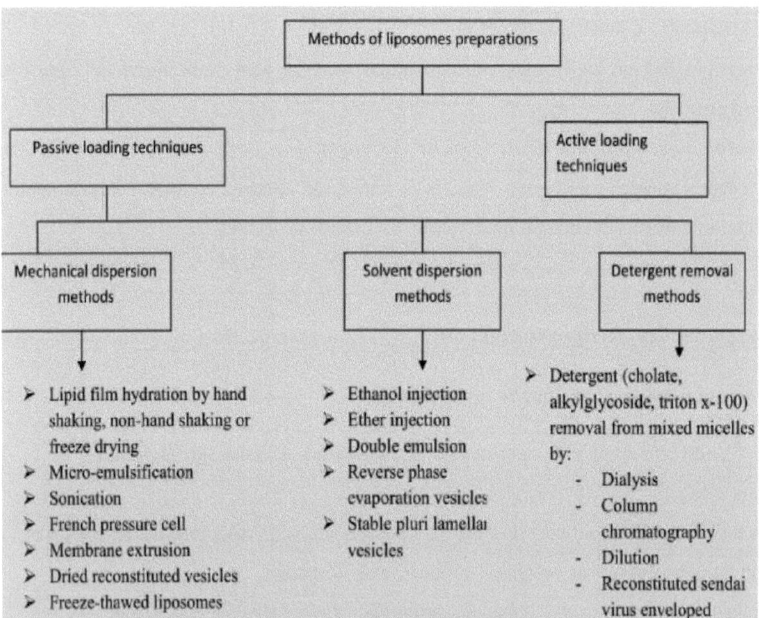

I.MÉTODOS MECÂNICOS DE DISPERSÃO :

1. **Produção de lipossomas por hidratação de um filme lipídico** :

(a) Preparação dos lípidos para hidratação :

No fabrico de lipossomas com uma composição lipídica mista, os lípidos devem ser previamente dissolvidos num solvente orgânico e misturados para obter uma mistura lipídica homogénea. Para este efeito, são geralmente utilizadas misturas de clorofórmio ou clorofórmio e metanol. O objetivo é obter uma solução lipídica límpida que permita uma mistura completa dos lípidos. Em geral, as soluções lipídicas são preparadas com uma concentração de 10 a 20 mg de lípidos/ml de solvente orgânico, embora possam ser utilizadas concentrações mais elevadas se a solubilidade dos lípidos e a mistura forem aceitáveis. Depois de os lípidos terem sido completamente misturados com o solvente orgânico, o solvente é removido para criar uma película lipídica. Para pequenas quantidades de solvente orgânico (<1 ml), o solvente pode ser evaporado numa hotte com uma corrente de azoto seco ou árgon. Para quantidades maiores, o solvente orgânico deve ser removido por evaporação rotativa, o que forma uma fina película lipídica nas paredes do balão redondo.

A película lipídica é cuidadosamente seca para remover os solventes orgânicos residuais, colocando o tubo ou o frasco numa bomba de vácuo durante a noite. Se não for desejável a utilização de clorofórmio, o lípido pode também ser dissolvido em butanol terciário ou ciclo-hexano. A solução lipídica é transferida para recipientes e congelada, colocando-a sobre um bloco de gelo seco ou rodando o recipiente num banho de gelo seco, acetona ou álcool (etanol ou metanol). Se for utilizado um banho, deve ter-se o cuidado de assegurar que o recipiente pode suportar mudanças bruscas de temperatura sem se partir. Após a congelação completa, o lipid cake congelado é colocado numa bomba de vácuo e liofilizado (1 a 3 dias, dependendo do volume). A espessura do lipid cake não deve exceder o diâmetro do recipiente utilizado para a liofilização. A película seca ou o lipid cake podem ser retirados da bomba de vácuo, o recipiente bem fechado, selado com fita adesiva e armazenado congelado até estar pronto para ser hidratado. **b) Hidratação da película/ lipid cake** :

A hidratação da película/pasta lipídica seca é conseguida simplesmente adicionando um meio aquoso ao recipiente que contém o lípido seco e agitando. A temperatura do meio de hidratação deve ser superior à temperatura de transição dos cristais líquidos do lípido (Tc ou Tm). Uma vez adicionado o meio de hidratação, a suspensão lipídica deve ser mantida acima da Tc durante a hidratação. No caso dos lípidos com uma temperatura de transição elevada, isto é facilmente conseguido transferindo a suspensão lipídica para um balão redondo e colocando o balão num sistema de evaporação rotativo sem vácuo. Ao rodar o balão redondo num banho de água quente mantido a uma temperatura superior à Tc da suspensão lipídica, o lípido pode hidratar se houver agitação suficiente na fase líquida.

Os tempos de hidratação podem variar um pouco, dependendo do tipo e da estrutura dos lípidos, mas recomenda-se vivamente um tempo de hidratação de uma hora com agitação vigorosa, agitação ou agitação. Assume-se também que a incubação da suspensão vesicular durante a noite (envelhecimento) antes da redução do tamanho facilita o processo de determinação do tamanho e melhora a uniformidade da distribuição do tamanho. O envelhecimento não é recomendado para lípidos de alta conversão, uma vez que a hidrólise dos lípidos aumenta com a temperatura. O meio de hidratação é geralmente determinado pela aplicação das vesículas lipídicas. Os meios de hidratação adequados incluem água destilada, soluções tampão, soro fisiológico e não electrólitos, tais como soluções de açúcar.

As soluções frequentemente utilizadas que satisfazem estas condições são a solução salina a 0,9%, a dextrose a 5% e a sacarose a 10%. Durante a hidratação, alguns lípidos formam complexos específicos da sua estrutura. Observou-se que os lípidos altamente carregados formam um gel viscoso quando hidratados em soluções de baixa força iónica. Este problema pode ser resolvido através da adição de sal ou da redução do tamanho da suspensão lipídica. Os lípidos mal hidratados, como a fosfatidiletanolamina, tendem a agregar-se por si próprios durante a hidratação. As vesículas lipídicas que contêm mais de 60 mol% de fosfatidiletanolamina formam partículas com uma pequena camada de hidratação à volta da vesícula.

Quando as partículas se juntam, não há repulsão de hidratação para repelir a partícula que se aproxima, e as duas membranas entram no dissipador de energia onde se combinam e formam agregados. Os agregados caem da solução sob a forma de grandes flocos que são dispersos por agitação, mas recuperados por sedimentação. O produto da hidratação é uma grande vesícula multilamelar (VML) com uma estrutura em forma de cebola, na qual cada bicamada lipídica está separada por uma camada de água.

A distância entre as camadas lipídicas é determinada pela composição: as camadas poli-hidratadas estão mais próximas umas das outras do que as camadas altamente carregadas, que são separadas por repulsão eletrostática. Uma vez obtida uma suspensão hidratada estável de LMV, as partículas podem ser reduzidas por vários métodos, como a sonicação ou a extrusão.

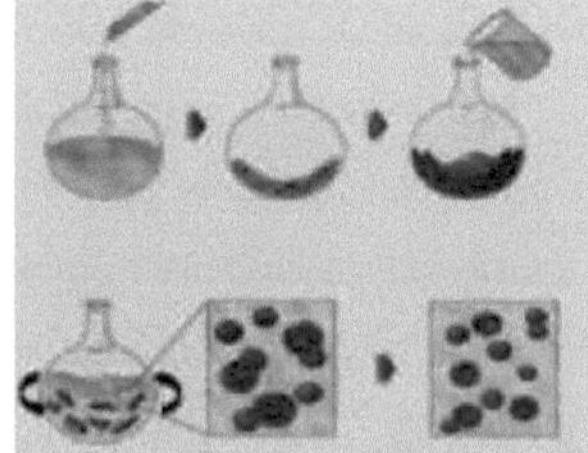

Figura 2.7: Lipossomas produzidos pelo método de evaporação de película fina

2. Sonificação :

A destruição de suspensões LMW por sonicação resulta geralmente na formação de pequenas vesículas unilamelares (SUVs) com um diâmetro de 15 a 50 nm. Os dispositivos mais comuns para a produção de partículas sonicadas são os ressonadores de banho e de ponta de sonda. Os ressonadores de corneta são menos comuns, mas podem produzir SUVs com êxito. Os sonotrodos fornecem energia elevada à suspensão lipídica, mas sofrem de sobreaquecimento da suspensão lipídica, o que leva à sua degradação. Além disso, os sonotrodos tendem a libertar partículas de titânio na suspensão lipídica, que devem ser removidas por centrifugação antes da utilização. Por estas razões, os sonotrodos de banho são os dispositivos mais utilizados para a produção de SUV.

A dispersão de LMV é sonicada colocando o tubo que contém a suspensão num banho de ultra-sons (ou segurando a extremidade do dispositivo de ultra-sons no tubo) e expondo-o a ultra-sons durante 5 a 10 minutos a uma temperatura superior à Tc do lípido. A suspensão lipídica deve começar a clarificar e a formar uma solução límpida e ligeiramente turva. Esta turvação deve-se à dispersão da luz por partículas grandes que permanecem na suspensão. Estas partículas podem ser removidas por centrifugação para obter uma suspensão SUV límpida. O tamanho médio e a distribuição das partículas são influenciados pela composição e concentração, temperatura, tempo e potência de sonicação, volume e dispositivo de sonicação. Como é quase impossível reproduzir as condições de sonicação, não é raro que o tamanho varie entre lotes produzidos em momentos diferentes. Além disso, devido à elevada curvatura destas membranas, os SUV são inerentemente instáveis e coalescem espontaneamente em vesículas maiores quando armazenados abaixo da temperatura de transição de fase.

3. Método da célula de pressão francesa

Este método envolve a extrusão de MLV a 20.000 psi a 4°C através de um pequeno orifício. Este método tem várias vantagens sobre o método de sonicação. É simples, rápido e reprodutível e requer um manuseamento delicado de materiais instáveis (Hamilton e Guo, 1984). Os lipossomas resultantes são ligeiramente maiores do que os SUVs sonicados. As desvantagens do método são a temperatura difícil e o volume de trabalho relativamente pequeno (50 ml ou menos).

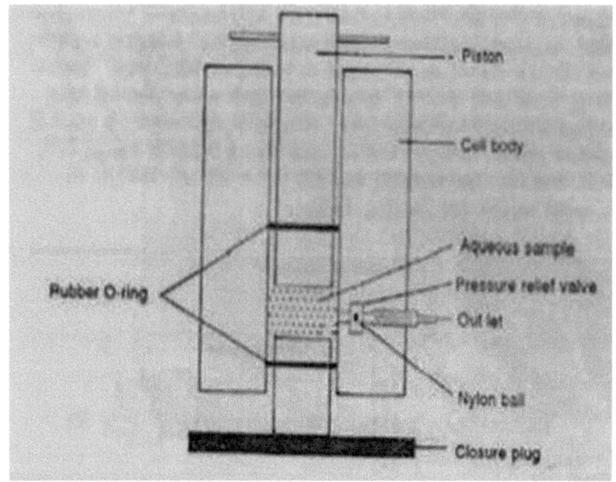

Figura 2.8: Lipossomas produzidos pelo método francês de células pressurizadas

II. MÉTODOS DE DISPERSÃO EM SOLVENTE :

A. Procedimento de injeção de éter

Uma solução de lípidos dissolvida em éter dietílico ou numa mistura de éter e metanol é lentamente introduzida a 55-65°C ou sob pressão reduzida numa solução aquosa do material a encapsular. A remoção subsequente do éter sob vácuo resulta na formação de lipossomas. Os principais inconvenientes deste método são a heterogeneidade da população (70-190 nm) e a vulnerabilidade dos compostos encapsulados aos solventes orgânicos ou a temperaturas elevadas.

B. Processo de injeção de etanol

A solução lipídica em etanol é rapidamente incorporada num grande excesso de tampão. Os VLM formam-se imediatamente. As desvantagens do método são a heterogeneidade da população (30-110 nm), a elevada diluição dos lipossomas, a dificuldade de eliminar todo o etanol, que forma um azeótropo com a água, e a possibilidade de inativar várias macromoléculas biologicamente activas na presença de quantidades ainda que pequenas de etanol.

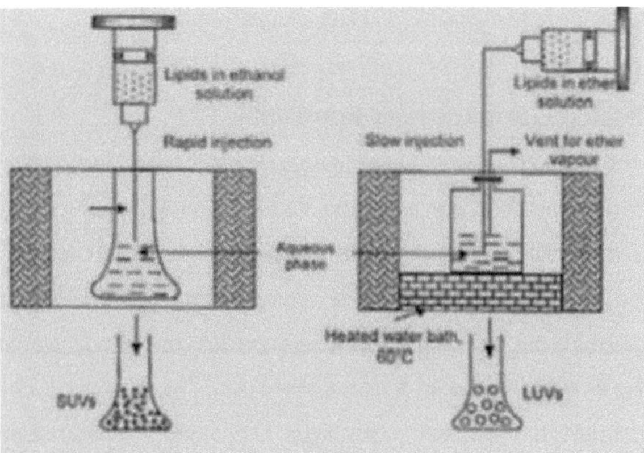

Figura 2.9: Lipossomas preparados (a) pelo método de injeção de etanol e (b) pelo método de injeção de éter

C. Método de evaporação em fase inversa

A primeira emulsão água-em-óleo é formada por sonicação de curta duração de um sistema de duas fases que compreende

fosfolípidos num solvente orgânico (éter dietílico, éter isopropílico ou uma mistura de éter isopropílico e clorofórmio) e num tampão aquoso. Os solventes orgânicos são removidos sob pressão reduzida para obter um gel viscoso. Os lipossomas são formados quando o solvente residual é removido por evaporação rotativa contínua sob pressão reduzida. Este método atinge eficiências de encapsulamento elevadas, até 65%, em meios de baixa força iónica, como NaCl 0,01 M. O método tem sido utilizado para o encapsulamento de macromoléculas pequenas e grandes. A principal desvantagem do método é a vulnerabilidade dos materiais encapsulados a solventes orgânicos e a tempos de sonicação curtos.

III. PROCEDIMENTO DE ELIMINAÇÃO DOS PRODUTOS DE LIMPEZA :

Os detergentes nas suas concentrações críticas nas micelas foram utilizados para solubilizar os lípidos. Quando o detergente é removido, as micelas tornam-se cada vez mais ricas em fosfolípidos e acabam por coalescer para formar LUVs. Os detergentes podem ser removidos por diálise. As vantagens do método de diálise com detergente são a excelente reprodutibilidade e a capacidade de obter populações de lipossomas de tamanho uniforme. A principal desvantagem deste método é que os vestígios do(s) detergente(s) permanecem nos lipossomas. Existe um dispositivo comercial denominado LIPOPREP (Diachema AG, Suíça), que é uma versão de um sistema de diálise para a remoção de detergentes. Foram igualmente utilizados outros métodos para remover os detergentes:

(a) Por cromatografia em gel utilizando uma coluna Sephadex G-259

(b) Adsorção ou ligação de Triton X-100 (detergente) a esferas biológicas SM-210 c)

Ligação de octilglucósido (detergente) a esferas Amberlite XAD-2.

2.5.3 Mecanismo de formação dos lipossomas : [35]

Para compreender a razão pela qual os lipossomas se formam quando os fosfolípidos são hidratados, é necessário conhecer as propriedades físico-químicas dos fosfolípidos. Os fosfolípidos são moléculas anfipáticas (com afinidade tanto para moléculas aquosas como polares) porque têm uma cauda hidrofóbica e uma cabeça hidrofílica ou polar. A cauda hidrofílica é constituída por duas cadeias de ácidos gordos com 10 a 24 átomos de carbono e 0 a 6 ligações duplas em cada cadeia. A extremidade polar é geralmente constituída por ácido fosfórico ligado a uma molécula solúvel em água. Os domínios ou segmentos hidrofílicos e hidrofóbicos da geometria molecular do lípido anfifílico orientam-se e organizam-se numa estrutura supramolecular ordenada em contacto com o solvente.

Num meio aquoso, a molécula é orientada numa estrutura auto-organizada de modo a que a parte polar da molécula permaneça em contacto com o meio polar, enquanto a parte não polar é protegida. Entre os anfifílicos utilizados para a administração de fármacos, como o sabão, o detergente e o lípido polar, este último (lípido polar) é frequentemente utilizado para formar uma estrutura concêntrica de dupla camada. No entanto, em meio aquoso, estas moléculas são capazes de formar diferentes fases, algumas das quais são estáveis, enquanto outras permanecem num estado metaestável. Concentrações elevadas destes lípidos polares formam fases de cristais líquidos que, quando diluídas com excesso de água, podem ser dispersas em partículas coloidais relativamente estáveis. A estrutura macroscópica mais comum compreende fases lamelares, hexagonais ou cúbicas dispersas em nanoestruturas coloidais (membranas artificiais) denominadas lipossomas, hexassomas e cubossomas, respetivamente. Os fosfolípidos polares naturais mais comuns são a fosfatidilcolina. Trata-se de moléculas anfipáticas em que uma ponte de glicerol liga um par de cadeias de acilo hidrofóbicas a cadeias de hidrocarbonetos com um grupo de cabeça polar hidrofílico, a fosfocolina. A natureza anfifílica dos fosfolípidos e dos seus análogos confere-lhes a capacidade de formar bicamadas concêntricas fechadas na presença de água.

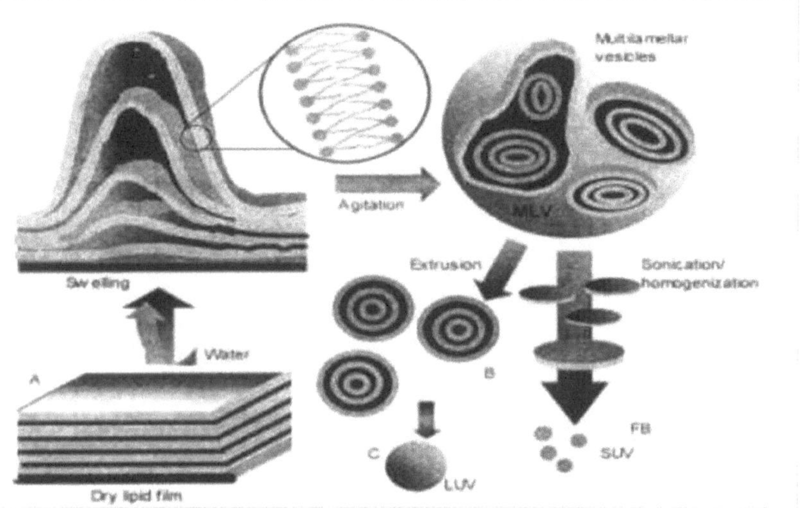

Figura 2.10: Mecanismo de formação de lipossomas

2.5.4 Farmacocinética dos lipossomas : [36]

> As preparações lipossómicas podem ser administradas por uma variedade de vias, sendo a administração intravenosa e tópica geralmente as vias preferidas. Uma vez que o lipossoma tenha entrado na circulação sistémica ou numa área local, pode interagir com a célula de uma das seguintes formas.

> endocitose por células fagocíticas R.E.S., como macrófagos e neutrófilos

> adsorção à superfície celular, quer por forças hidrofóbicas ou electrostáticas fracas e não específicas, quer por interacções específicas com componentes da superfície celular

> Fusão com a membrana plasmática da célula por incorporação da bicamada lipídica do lipossoma na membrana plasmática, com libertação simultânea do conteúdo lipossómico no citoplasma.

> Transferência de lípidos lipossomais para a membrana celular ou subcelular ou vice-versa, sem associação do conteúdo dos lipossomas.

> Muitas vezes é difícil determinar qual o mecanismo que está a funcionar e vários podem estar activos ao mesmo tempo.

2.5.5 Farmacodinâmica de fármacos encapsulados em lipossomas : [37]

Uma abordagem comum para administrar fármacos num local específico do corpo consiste em administrar um lipossoma que transporta o fármaco diretamente no local onde o tratamento é necessário. Como os lipossomas são grandes e não atravessam facilmente as barreiras epiteliais ou do tecido conjuntivo, é provável que permaneçam no local de administração local. Os lipossomas são então libertados lentamente no local-alvo ou podem gerar níveis locais de ingrediente ativo superiores aos níveis sistémicos. Em alternativa, os lipossomas que contêm o ingrediente ativo podem interagir diretamente com as células no local de administração sem provocar a libertação. O objetivo desta abordagem é maximizar a quantidade de fármaco eficaz no local-alvo, minimizando a concentração de ingrediente ativo noutros locais, reduzindo assim a toxicidade sistémica. Por exemplo, um SUV injetado na pele pode permanecer nesse local durante 600 horas. E a libertação dos marcadores captados pelos lipossomas ocorre apenas após a absorção celular e a preservação do espaço intracelular.

2.5.6 Os lipossomas como alvos : [38]

Dois tipos de segmentação :

a) Seleção passiva de alvos :

Como meio de orientação passiva, foi demonstrado que esses lipossomas administrados habitualmente são rapidamente eliminados da corrente sanguínea e absorvidos pelos RPE no fígado e no baço. Assim, o potencial dos macrófagos pode ser utilizado quando os lipossomas têm de ser administrados de forma direccionada aos macrófagos. Este facto foi demonstrado pela administração bem sucedida de agentes antimicrobianos lipossomais a macrófagos.

Os lipossomas estão atualmente a ser utilizados para ligar especificamente os antigénios aos macrófagos como um primeiro passo no índice de imunidade. Em ratos, por exemplo, a injeção intravenosa de um antigénio lipossomal desencadeou uma resposta de anticorpos mediada por fagócitos do baço, enquanto um antigénio não ligado a lipossomas não provocou uma resposta de anticorpos.

b) Orientação ativa

O pré-requisito para a segmentação é que os agentes de segmentação estejam dispostos na superfície do lipossoma de forma a que a interação com o alvo, ou seja, o recetor, seja regulada como num dispositivo "plug and socket". O lipossoma é fabricado fisicamente de modo a que a parte lipofílica do conetor fique ancorada na membrana durante a sua formação. A parte hidrofílica na superfície do lipossoma, na qual o agente-alvo deve ser mantido numa posição estericamente correcta para se ligar ao recetor na superfície da célula.

2.5.7 Aplicações terapêuticas dos lipossomas : [39]

1) Lipossomas como veículos para a administração de fármacos/proteínas:
   > Libertação controlada e prolongada da substância ativa in situ
   > Solubilização encantadora de medicamentos

   - Alterações na farmacocinética e biodistribuição
   - Terapia de substituição enzimática e doenças lisossomais.
2) Lipossomas em terapias antimicrobianas, antifúngicas e antivirais:
   - Preparações lipossómicas
   - Modificador da reação biológica lipossomal
3) Lipossomas no tratamento de tumores :
   - Transportador de pequenas moléculas citotóxicas
   - Veículos de transporte de macromoléculas, como citocinas ou genes
4) Lipossomas na terapia genética :
   - Terapia génica e anti-sentido.
   - Vacinação genética (ADN).
5) Lipossomas em imunologia :
   - Imunoadjuvantes
   - Imunomodulador
   - Diagnóstico imunitário
6) Lipossomas como substitutos artificiais do sangue
7) Lipossomas como vectores de produtos radiofarmacêuticos e de radiodiagnóstico
8) Lipossomas em cosmética e dermatologia
9) Lipossomas na imobilização de enzimas e na tecnologia de bioreactores.

Limites da tecnologia dos lipossomas

1) Estabilidade
2) Esterilização
3) Eficiência do encapsulamento
4) Orientação ativa
5) Terapia genética

6) Degradação lisossómica

2.6 Niosomas : (40)

Os niosomas são um novo sistema de administração de medicamentos em que o medicamento é encapsulado numa vesícula. A vesícula é constituída por uma dupla camada de tensioactivos não iónicos, daí o nome niosomas. Os niosomas são muito pequenos, microscópicos. O seu tamanho é da ordem dos nanómetros. Embora sejam estruturalmente semelhantes aos lipossomas, apresentam certas vantagens em relação a estes últimos. Foi recentemente demonstrado que os niosomas melhoram significativamente a administração transdérmica de fármacos e podem também ser utilizados para a administração de fármacos específicos, pelo que um estudo mais aprofundado destas estruturas poderá conduzir ao desenvolvimento de novos métodos de administração de fármacos.

A. As **principais características dos niosomas** : [(41)]

1. Os niosomas podem capturar solutos da mesma forma que os lipossomas.
2. Os niosomas são osmoticamente activos e estáveis.
3. Os niosomas têm uma infraestrutura constituída principalmente por componentes hidrofóbicos e hidrofílicos, o que lhes permite absorver moléculas de fármacos com um amplo espetro de solubilidade.
4. Os niosomas caracterizam-se pela flexibilidade das suas características estruturais (composição, fluidez e tamanho) e podem ser concebidos de acordo com a situação desejada.
5. Os niosomas podem melhorar a ação das moléculas dos medicamentos.
6. Melhor disponibilidade em locais específicos graças à simples proteção do fármaco contra o ambiente biológico.
7. Os tensioactivos niosomais são biodegradáveis, biocompatíveis e não imunogénicos.

B. VANTAGENS DO NIOSOMA: (42)

1. As vesículas podem atuar como um depósito e libertar o medicamento de forma controlada.
2. São osmoticamente activos e estáveis e aumentam a estabilidade do fármaco retido.
3. Melhoram a eficácia terapêutica das moléculas de fármacos, atrasando a sua eliminação da corrente sanguínea, protegendo o fármaco do seu ambiente biológico e limitando os seus efeitos nas células-alvo.
4. Os tensioactivos utilizados são biodegradáveis, biocompatíveis e não imunogénicos.

5. Aumentam a biodisponibilidade oral de fármacos pouco absorvidos e melhoram a penetração do fármaco através da pele.
6. Podem atingir o local de ação por via oral, parentérica e tópica.
7. As vesículas podem atuar como um depósito e libertar o medicamento de forma controlada.
8. O manuseamento e o armazenamento dos tensioactivos não requerem condições especiais.
9. Graças à sua infraestrutura única de moléculas hidrofílicas, anfifílicas e lipofílicas, podem absorver moléculas de fármacos com uma vasta gama de solubilidades.
10. A dispersão niosomal na fase aquosa pode ser emulsionada na fase não aquosa para controlar a taxa de libertação do ingrediente ativo, e a vesícula normal de Minister na fase

externa não aquosa.

C. A **estrutura dos niosomas** : [(43)]

De um ponto de vista estrutural, os niosomas são semelhantes aos lipossomas, na medida em que também são constituídos por uma bicamada. No entanto, no caso dos niosomas, a bicamada é constituída por tensioactivos não-iónicos em vez de fosfolípidos como no caso dos lipossomas. A maioria dos tensioactivos forma estruturas micelares quando imersos em água, mas alguns tensioactivos podem formar vesículas de duas camadas denominadas niosomas. Os niosomas podem ser unilamelares ou multilamelares, dependendo do processo de fabrico. Um niossoma é constituído por uma dupla camada de tensioativo, com as extremidades hidrofílicas expostas no exterior e no interior da vesícula e as cadeias hidrofóbicas voltadas umas para as outras no interior da dupla camada. Desta forma, a vesícula retém os fármacos hidrofílicos no espaço que encerra, enquanto os fármacos hidrofóbicos se encontram no interior da própria bicamada. O diagrama abaixo dá uma ideia do aspeto do niosoma e da localização do ingrediente ativo na vesícula.

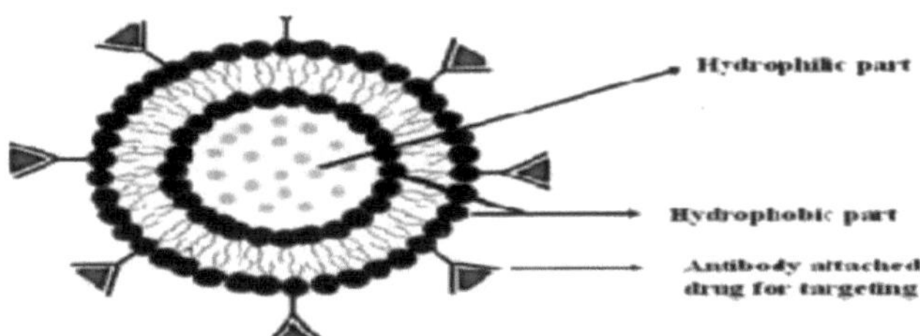

Figura 2.11: Estrutura dos niosomas.

D. Tipos de niosomas : [(44)]

Os niosomas são classificados de acordo com o número de camadas duplas (por exemplo, MLV, SUV), o tamanho (por exemplo, LUV, SUV) ou a forma como são fabricados (por exemplo, REV, DRV). Os diferentes tipos de niosomas são descritos a seguir:

i) Vesículas multilamelares (MLV) (MLV, tamanho=>0,05 pm)

ii) Vesículas unilamelares grandes (LUV), (LUV, tamanho=>0,10 pm).

iii) Pequenas vesículas unilamelares (SUV, tamanho=0,025-0,05 pm).

(a) Vesículas multilamelares (mlv) :

São constituídas por várias bicamadas que envolvem um compartimento lipídico aquoso separado. O tamanho aproximado destas vesículas é de 0,5 a 10 pm de diâmetro. As vesículas multilamelares são os niosomas mais frequentemente utilizados. Estas vesículas são muito adequadas como transportadores de fármacos para compostos lipofílicos.

(b) Grandes bolhas unilamelares (luv) :

Os niosomas deste tipo têm uma elevada proporção de compartimentos aquosos e lipídicos, permitindo a absorção de grandes quantidades de substâncias bioactivas com um consumo muito económico de lípidos da membrana.

(c) Pequenas vesículas unilamelares (suv) :

Estas pequenas vesículas unilamelares são geralmente preparadas a partir de vesículas multilamelares por sonicação, compressão e estabilização eletrostática, incorporando fosfato de dicetilo na 5(6)-carboxifluoresceína (CF) carregada com niosoma Span-60.

E. Niosomas versus lipossomas : (45)

> Os niosomas estão atualmente a ser estudados como uma alternativa aos lipossomas, que apresentam alguns inconvenientes: São dispendiosos, os seus ingredientes, como os fosfolípidos, são quimicamente instáveis devido à sua sensibilidade à degradação oxidativa, exigem um armazenamento e um manuseamento específicos e a pureza dos fosfolípidos naturais é variável.

> Os niosomas são fabricados a partir de tensioactivos de cadeia simples não carregados e colesterol, enquanto os lipossomas são fabricados a partir de fosfolípidos de cadeia dupla (neutros ou carregados).

> In vivo, os niosomas comportam-se como lipossomas, prolongando a circulação do fármaco encapsulado, modificando a sua distribuição nos órgãos e a sua estabilidade metabólica. O encapsulamento de vários agentes antitumorais nestas vesículas transportadoras demonstrou reduzir os efeitos secundários tóxicos do fármaco e manter, e em alguns casos aumentar, a eficácia antitumoral. Estes sistemas vesiculares de transporte de fármacos modificam a cinética de depuração plasmática, a distribuição nos tecidos, o metabolismo e a interação celular do fármaco. Presumivelmente, dirigem o fármaco para o local de ação desejado e/ou controlam a sua libertação.

2.7 Nanogéis : (46)

O termo "nanogel" é definido como partículas de dimensão nanométrica constituídas por redes de polímeros reticulados física ou quimicamente que incham num bom solvente. O termo "nanogel" (NanoGel™) foi introduzido pela primeira vez para designar matrizes bifuncionais reticuladas de poliões e polímeros não iónicos para a administração de polinucleótidos (polietilenoimina (PEI) e poli(etilenoglicol) (PEG) ou *PEG-cl-PEI* reticulados) (Kabanov e Vinogradov, 2008). O aumento súbito da nanotecnologia levou à necessidade de desenvolver sistemas de nanogéis que demonstraram o seu potencial para a administração controlada, prolongada e direccionada de medicamentos. Com os avanços na ciência dos polímeros, tornou-se inevitável desenvolver nanosistemas "inteligentes" que possam revelar-se eficazes para tratamentos e ensaios clínicos.

1. Os nanogéis são um sistema de administração de medicamentos melhor do que outros porque :

1. A dimensão das partículas e as propriedades da superfície podem ser ajustadas para evitar a rápida eliminação pelas células fagocíticas, permitindo simultaneamente o direcionamento ativo do fármaco.
2. Libertação controlada e prolongada do fármaco no alvo, aumentando a eficácia terapêutica e reduzindo os efeitos secundários. A carga de ingrediente ativo é relativamente elevada e pode ser obtida sem reacções químicas, o que é um fator importante para manter a atividade do ingrediente ativo.
3. a capacidade de chegar aos capilares mais pequenos, devido ao seu volume diminuto, e de penetrar nos tecidos quer por via paracelular quer por via transcelular (Goncalves *et al.*, 2010).
4. Elevada biocompatibilidade e biodegradabilidade. Um modelo para a libertação da substância ativa de um nanogel é apresentado na ilustração abaixo.

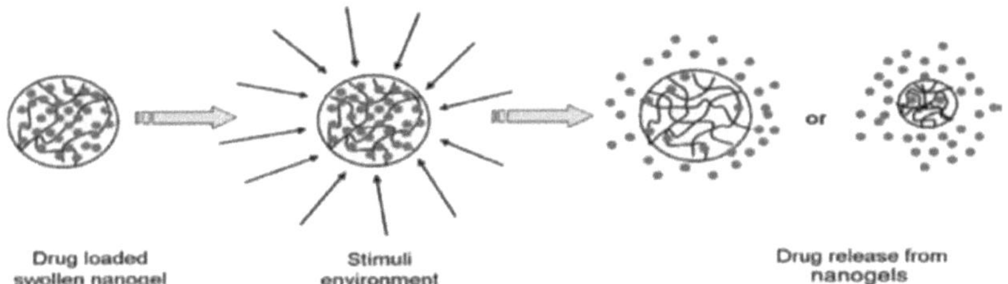

Figura 2.12: Modelo para a libertação da substância ativa do nanogel.

II. PROPRIEDADES DOS NANOGÉIS :

1. Biocompatibilidade e degradabilidade

Os sistemas de administração de fármacos baseados em nanogéis são altamente biocompatíveis e biodegradáveis, o que os torna um campo muito promissor atualmente.

2. Poder de inchamento em meio aquoso

A propriedade mais vantajosa dos nanogéis é o seu rápido comportamento de dilatação e expansão.

3. Grande capacidade de carga para medicamentos

As propriedades dos nanogéis, que permitem uma maior carga do ingrediente ativo, dependem dos grupos funcionais presentes no bloco de polímero. Estes grupos funcionais têm uma grande influência nas propriedades de transferência e libertação do ingrediente ativo, e alguns grupos funcionais são capazes de se conjugar com ingredientes activos/anticorpos para os colocar de forma direccionada. Estes grupos funcionais na cadeia polimérica promovem a ligação de hidrogénio ou forças de interação de Van der Waals dentro da rede de gel, melhorando assim a eficiência da transferência da substância ativa. Além disso, a presença de grupos funcionais na interface com as moléculas do fármaco/proteína também contribui para o carregamento.

4. Tamanho das partículas

Os nanogéis têm geralmente um diâmetro de 20 a 200 nm e, por conseguinte, impedem uma eliminação rápida pelos rins, mas são suficientemente pequenos para impedir a absorção pelo sistema reticuloendotelial.

Boa capacidade de penetração devido ao seu tamanho extremamente pequeno. Em particular, pode atravessar a barreira hemato-encefálica (BBB).

5. Solubilidade

Os nanogéis são capazes de dissolver medicamentos e diagnósticos hidrofóbicos no seu núcleo ou rede de gel.

6. Mobilidade eléctrica

Os nanogéis podem ser produzidos sem a utilização de energia ou de condições difíceis, como a sonicação ou a homogeneização, o que é muito importante para o encapsulamento de biomacromoléculas.

7. Estabilidade coloidal

Os nanogéis ou sistemas de nanogéis micelares poliméricos são mais estáveis do que as micelas de tensioactivos e têm uma concentração micelar crítica mais baixa, uma taxa de dissociação mais lenta e um tempo de retenção mais longo para os fármacos carregados.

8. Reação não imunológica

Este método de administração de medicamentos não desencadeia geralmente reacções imunológicas.

9. Outros

Ambos os tipos de fármacos (hidrofílicos e hidrofóbicos, bem como solventes carregados) podem ser administrados através do nanogel. As propriedades dos nanogéis são largamente influenciadas pela temperatura, pela presença de grupos hidrofílicos/hidrofóbicos nas redes poliméricas, pela densidade de reticulação dos géis, pela concentração de tensioactivos e pelo tipo de reticulação presente nas redes poliméricas.

2.8 Micelas poliméricas**:** As micelas poliméricas podem ser definidas como nanopartículas formadas a partir de moléculas anfifílicas e geralmente com um núcleo hidrofóbico na fase aquosa. Os copolímeros em bloco anfifílicos reúnem-se em estruturas nanométricas supramoleculares do tipo núcleo-casca, denominadas "micelas de polímero". (47) As micelas poliméricas têm geralmente uma dimensão inferior a 100 nm e a sua superfície hidrofílica protege-as da absorção não específica pelo sistema reticuloendotelial. As micelas formam-se em solução como agregados em que as moléculas constituintes (por exemplo, copolímeros **anfifílicos** em bloco, como AB ou ABA, em que A e B são componentes **hidrofóbicos** e **hidrofílicos**, respetivamente) estão geralmente dispostas numa estrutura esferoidal com núcleos hidrofóbicos protegidos da água por uma concha de grupos hidrofílicos.

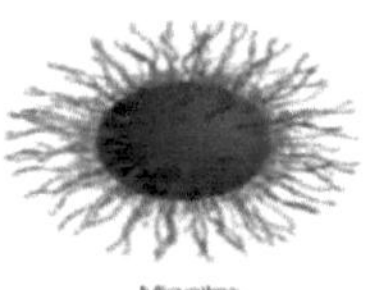

Figura 2.13: Estrutura das microcélulas de polímero

Estes sistemas dinâmicos são utilizados para a administração sistémica de fármacos insolúveis em água. Os ingredientes activos ou os agentes de contraste podem ser fisicamente aprisionados no núcleo hidrofóbico ou ligados covalentemente às moléculas dos componentes da micela. As micelas poliméricas surgiram como um novo e excelente sistema de administração de fármacos devido à sua elevada e versátil capacidade de carga, estabilidade em condições fisiológicas, taxa de dissolução lenta, elevada acumulação de substâncias activas no local-alvo e capacidade de funcionalizar o grupo terminal para conjugar ligandos-alvo.

2.9 Dendrímeros : (48)

Os dendrímeros são estruturas hiper-ramificadas, semelhantes a árvores, com um polímero químico compartimentado. Os dendrímeros contêm três zonas diferentes: Núcleo, ramos e superfície. As **macromoléculas** de que são compostos ramificam-se a partir do núcleo central para formar uma cavidade interna e uma esfera de grupos terminais que podem ser adaptados a necessidades específicas.

Podem ser adaptados ou modificados em compostos **biocompatíveis** com baixa **citotoxicidade** e elevada **biopermeabilidade**. Têm propriedades promissoras para transportar substâncias bioactivas, como medicamentos, vacinas, metais e genes, para os locais desejados. O seu interior oco permite que os medicamentos e outras substâncias bioactivas sejam absorvidos fisicamente ou através de várias interacções, pelo que podem ser utilizados como transportadores de medicamentos. As principais aplicações dos dendrímeros são a solubilização, a terapia génica, a administração de medicamentos com base em dendrímeros, **os imunoensaios** e os agentes de contraste para a ressonância magnética.

Os dendrímeros são vectores ideais para a administração de fármacos porque são muito pequenos (1-5 nm), permitem o desenvolvimento de polímeros com um determinado peso molecular, têm um índice de polidispersão muito baixo (relação entre o peso molecular médio ponderado (Mw) e o peso molecular médio ponderado (Mn) do polímero), têm um bom efeito de contenção e proporcionam uma superfície para a funcionalização. Podem ser modulados para a administração de fármacos específicos, mas não são muito populares como veículos de administração devido à sua toxicidade.

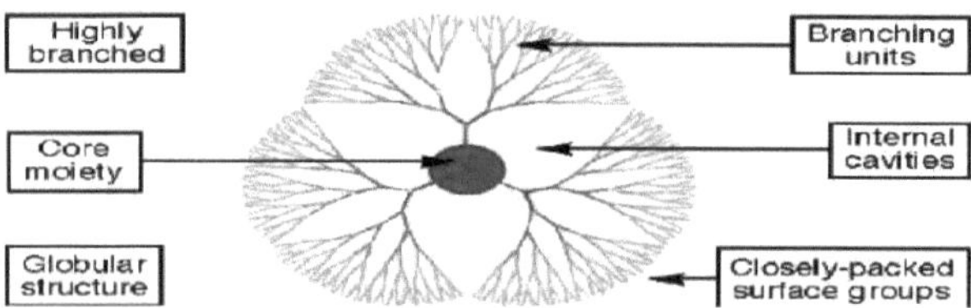

Figura 2.14: Representação esquemática de um dendrímero com núcleo, ramificações e superfície

2.10 Recolha de glóbulos vermelhos : [49,50]

Eritrócitos :

Os glóbulos vermelhos (também conhecidos como eritrócitos) são o tipo mais comum de célula sanguínea e o principal meio de fornecer oxigénio (O2) aos tecidos do corpo através do sistema circulatório. As células desenvolvem-se na medula óssea e circulam por todo o corpo durante cerca de 100 a 120 dias antes de os seus componentes serem processados pelos macrófagos. Cada circulação dura cerca de 20 segundos. Cerca de um quarto das células do corpo humano são glóbulos vermelhos.

Glóbulos vermelhos impressos

Estes transportadores de eritrócitos carregados de fármacos são preparados através da simples recolha de amostras de sangue do organismo em causa, do isolamento dos eritrócitos do plasma, do encapsulamento da substância carregada de fármaco nos eritrócitos e da selagem dos transportadores celulares resultantes8. Estes transportadores são, por conseguinte, designados por "eritrócitos re-seleccionados". Todo o processo se baseia na reação destas células em condições osmóticas. Quando o fármaco é reinjectado, os eritrócitos carregados de fármaco actuam como depósitos de circulação lenta, transportando o fármaco para o sistema reticuloendotelial (RES).

BENEFÍCIOS.

1. biocompatibilidade, nomeadamente quando são utilizadas células autólogas, o que exclui a possibilidade de uma reação imunitária

2. Biodegradável, sem formação de produtos tóxicos.
3. Harmonização significativa da dimensão e da forma do suporte.
4. Um meio intracelular relativamente inerte pode ser confinado a um pequeno volume celular.
5. O isolamento é simples e podem ser carregadas grandes quantidades de medicamentos.
6. Prevenção da degradação do fármaco carregado através da inativação por substâncias químicas produzidas pelo organismo.
7. Pode ser absorvida uma vasta gama de produtos químicos.
8. A captura de fármacos é possível sem a necessidade de modificar quimicamente a substância a capturar.
9. Capacidade de manter concentrações plasmáticas estáveis e de reduzir as variações de concentração.
10. proteger o organismo dos efeitos tóxicos dos medicamentos.

11. Visar o corpo do PSR.
12. Cinética idealizada para a libertação da substância ativa de ordem zero.
13. Prolonga o efeito sistémico do medicamento e permanece no organismo durante mais tempo. **VERIFICAÇÕES**

1. O seu potencial como transportadores para tecidos-alvo não fagocíticos é limitado.
2. É possível que as células se aglomerem e reiniciem a dose.

2.10.1 A LIBERTAÇÃO DE GLÓBULOS VERMELHOS :

- O sangue é colhido por punção venosa em tubos contendo heparina.
- O sangue é recolhido para uma seringa que contém uma gota de anticoagulante através de uma punção no coração/leite (para animais pequenos) ou através das veias (para animais grandes).
- O sangue total foi centrifugado a 2500 rpm durante 5 minutos a 4 ± 10°C numa centrífuga refrigerada.
- O soro e as membranas de Buffy foram cuidadosamente removidos e as células compactadas foram lavadas três vezes com solução salina tamponada com fosfato (pH=7,4).
- Os eritrócitos lavados são diluídos com PBS e armazenados a 40°C durante 48 horas antes da utilização.
- Foram utilizados diferentes tipos de eritrócitos de mamíferos para a administração de medicamentos, incluindo eritrócitos de ratinhos, bovinos, suínos, cães, ovelhas, cabras, macacos, galinhas, ratos e coelhos.

2.10.2 MÉTODOS DE INCORPORAÇÃO DE FÁRMACOS NOS GLÓBULOS VERMELHOS: (51)

I) Método de lise hiperosmótica

Isto envolve a troca de solventes eritrocitários intracelulares e extracelulares por lise osmótica e reconsolidação. O fármaco presente é encapsulado nos eritrócitos através deste processo.

a) Diluição hipotónica

Neste método, o volume de concentrado de glóbulos vermelhos é diluído com 2 a 20 volumes de uma solução medicinal aquosa. A tonicidade da solução é então restaurada através da adição de um tampão hipertónico. A mistura resultante é centrifugada, o sobrenadante é eliminado e os pellets são lavados com um tampão isotónico.

b) Diálise hipotónica

Este método foi proposto pela primeira vez por Klibansky em 1959 e utilizado por Deloach, Iler e Dale em 1977 para o carregamento de enzimas e lípidos. Este método utiliza uma solução isotónica,

Prepara-se uma suspensão de eritrócitos tamponada com um hematócrito de 70-80 e coloca-se num recipiente de diálise normal, imerso em 10-20 volumes de tampão hipotónico. O meio é agitado lentamente durante 2 horas. A tonicidade do tubo de diálise é restabelecida adicionando a quantidade calculada de tampão hipertónico diretamente ao meio ou substituindo o meio por tampão isotónico. O fármaco carregado pode ser dissolvido no tampão isotónico no início da experiência, para suspender as células no saco de diálise, ou adicionado ao saco de diálise quando a agitação estiver concluída.

c) Método hipotónico antes da insuflação

Este método foi desenvolvido por Rechsteiner em 1975 e modificado por Jenner et al. para o carregamento de fármacos. O método baseia-se no princípio da dilatação dos eritrócitos sem lise, colocando-os numa solução ligeiramente hipotónica. As células inchadas são extraídas por centrifugação a baixa velocidade. Um volume relativamente pequeno de uma solução aquosa de fármaco é então adicionado ao local da lise. O inchaço lento das células resulta na preservação dos componentes citoplasmáticos e, por conseguinte, numa boa sobrevivência in vivo. Este método é mais simples e mais rápido do que outros e causa muito poucos danos às células. Os fármacos encapsulados em eritrócitos por este método incluem o propranolol, a asparaginase, a ciclofosfamida, o metotrexato, a insulina, o metronidazol, a levotiroxina, o enalaprilato e a isoniazida.

d) Método de lise osmótica isotónica

Este método foi proposto em 1975 por Schrier et al. Neste método, também conhecido como método do impulso osmótico, a hemólise isotónica é obtida por meios físicos ou químicos. As soluções isotónicas podem ser isotónicas, mas não necessariamente. Quando os eritrócitos são incubados em soluções de uma substância com elevada permeabilidade membranar, o solvente difunde-se para o interior das células devido ao gradiente de concentração. Este processo é acompanhado por um influxo de água para manter o equilíbrio osmótico. Para a hemólise isotónica, foram utilizados produtos químicos como a solução de ureia, o polietilenoglicol e o cloreto de amónio. No entanto, mesmo este método não é imune a alterações na composição da estrutura da membrana. Em 1987, Franco et al. desenvolveram um método no qual os eritrócitos eram suspensos numa solução isotónica de dimetilsulfóxido (DMSO). A suspensão foi diluída com uma solução isotónica tamponada com fármacos. Após a separação, as células foram hermeticamente fechadas a 37°C. As células foram então colocadas num recipiente de vidro.

II) Processo de isolamento elétrico ou de encapsulamento

Em 1973, Zimmermann testou o método do impulso elétrico para encapsular moléculas biologicamente activas. Este método, também conhecido por electroporação, baseia-se na observação de que um choque elétrico provoca alterações irreversíveis na membrana dos eritrócitos. Este método é também conhecido por electroporação. Neste método, a membrana eritrocitária é aberta por rutura dieléctrica; os poros eritrocitários podem então ser fechados por incubação a 37°C num meio isotónico. As várias substâncias químicas encapsuladas nos eritrócitos incluem a primaquina e as 8-aminoquinolonas relacionadas, a vinblastina, a clorpromazina e as fenotiazinas relacionadas, o propranolol, a tetracaína e a vitamina A.

III) Influência química na membrana :

Este método baseia-se no aumento da permeabilidade da membrana eritrocitária quando exposta a determinados produtos químicos. A permeabilidade da membrana eritrocitária é aumentada pela exposição a um antibiótico poliénico, como a anfotericina B. Em 1980, este método foi utilizado com êxito para fixar o fármaco antineoplásico daunomicina em eritrócitos humanos e de ratinho. No entanto, estes métodos resultam em alterações irreversíveis e destrutivas da membrana celular, pelo que não são muito populares.

IV) Captura por endocitose :

Este método foi descrito em 1975 por Schrier et al. A endocitose envolve a adição de um volume de glóbulos vermelhos lavados e empacotados a nove volumes de tampão contendo 2,5 mM de ATP, 2,5 mM de MgCl2 e 1 mM de CaCl2, seguida de incubação durante 2 minutos à temperatura ambiente. Os poros resultantes foram selados com 154 mm de NaCl e incubados a 37°C durante 2 minutos. O material foi absorvido por endocitose. A membrana da vesícula separa o material endocitado do citoplasma e protege-o dos eritrócitos e vice-versa. As várias substâncias captadas por este método incluem a primaquina e as 8-aminoquinolinas relacionadas, a vinblastina, a clorpromazina e as fenotiazinas relacionadas, a hidrocortisona, o propranolol, a tetracaína e a vitamina A.

2.10.3 Utilização de glóbulos vermelhos selados: (52)

a) Libertação lenta da substância ativa

Os eritrócitos têm sido utilizados como depósitos circulantes para a administração a longo prazo de medicamentos antineoplásicos, antiparasitários, anti-amoébicos veterinários, vitaminas, esteróides, antibióticos e cardiovasculares.

b) Medicamentos específicos

Idealmente, a administração de fármacos deve ser específica e orientada para um local específico, a fim de maximizar o índice terapêutico e minimizar os efeitos secundários. Os glóbulos vermelhos ressecados podem ser utilizados como transportadores de fármacos e dispositivos direccionados. Os eritrócitos com superfície modificada são utilizados para atingir órgãos do sistema fagocítico mononuclear/RES, uma vez que as modificações da membrana são detectadas pelos macrófagos.

c) Órgãos-alvo do sistema reticuloendotelial (RES)

Os eritrócitos modificados à superfície são utilizados como órgãos-alvo para o sistema fagocítico/mononuclear reticuloendotelial, uma vez que as modificações da membrana são reconhecidas pelos macrófagos. As diferentes abordagens incluem

- alterações na superfície dos anticorpos (revestimento de glóbulos vermelhos carregados com anticorpos anti-Rh ou outros tipos de anticorpos)
- Modificação da superfície com glutaraldeído.
- Modificação da superfície com sulfidrilo.
- Reticulação química da superfície.
- Modificação da superfície por hidratos de carbono como o ácido siálico.

d) Efeitos específicos no fígado - Deficiência hepática/terapia :

Muitas doenças metabólicas associadas à deficiência ou ausência de enzimas podem ser tratadas com injecções de enzimas. No entanto, entre os problemas associados à terapêutica com enzimas exógenas contam-se a semi-vida mais curta das enzimas, as reacções alérgicas e as toxicidades. Estes problemas podem ser ultrapassados com êxito através da administração de enzimas sob a forma de glóbulos vermelhos ressecados. São utilizadas enzimas como a p-glucosidase, a p-glucoronidase e a p-galactosidase. As doenças causadas pela acumulação de glucocerebrosidase no fígado e no baço podem ser tratadas com glóbulos vermelhos carregados com glucocerebrosidase.

e) Tratamento de doenças parasitárias

A capacidade dos eritrócitos selados de se acumularem seletivamente nos órgãos RPE torna-os uma ferramenta útil para a administração de agentes antiparasitários. As doenças parasitárias associadas à implantação de parasitas nos órgãos RPE podem ser controladas com sucesso utilizando este método. Em estudos com modelos animais, foram obtidos resultados favoráveis com eritrócitos carregados com fármacos anti-maláricos, anti-leishmaniais e anti-amoébicos.

f) Eliminação de substâncias tóxicas

Cannon *et al.* relataram a inibição da intoxicação por cianidina por um transportador de eritrócitos de rato contendo rodanase bovina e tiossulfato de sódio. Foi também registada a antagonização da intoxicação por organofosforados por eritrócitos que contêm fosfodiesterase recombinante.

g) Tratamento dos tumores do fígado

Medicamentos antineoplásicos como o metotrexato (MTX), a bleomicina, a asparaginase e a adiramicina já foram administrados com sucesso utilizando glóbulos vermelhos. Um estudo, por exemplo, mostrou que o MTX passa preferencialmente pelo fígado, seguido dos pulmões, rins e baço.

h) Distribuição dos medicamentos antivirais

A literatura refere vários fármacos antivirais encapsulados em eritrócitos com portas que permitem uma entrega e um direcionamento eficientes. Como a maioria dos medicamentos antivirais são nucleótidos ou análogos de nucleósidos, a sua absorção e libertação através da membrana devem ser cuidadosamente controladas.

i) Terapia enzimática

Muitas doenças metabólicas associadas a uma deficiência ou ausência de enzimas podem ser tratadas através da administração destas enzimas sob a forma de glóbulos vermelhos transplantados. Por exemplo, v" glicosídeo, v" glucoronidase, v-galactosidase.

k) Eliminação da sobrecarga de ferro no sistema ASR

Os glóbulos vermelhos carregados com desferrioxamina têm sido utilizados para tratar o excesso de ferro acumulado após repetidas transfusões em doentes com talassemia. A utilização deste medicamento na PPR é muito útil, uma vez que os eritrócitos envelhecidos se decompõem nos órgãos da PPR, levando a uma acumulação de ferro nestes órgãos.

l) Trabalho orientado para as fontes de energia não renováveis

Os eritrócitos carregados com fármacos também têm sido utilizados para atingir órgãos fora da PSR. As diferentes abordagens para atingir órgãos fora da PSR incluem

> Ingestão de partículas paramagnéticas com o medicamento.

- > Deteção de materiais sensíveis à luz.
- > A utilização de ondas ultra-sónicas.
- > Fixação de anticorpos à membrana eritrocitária para obter um efeito específico.
- > Outras abordagens incluem a fusão de lipossomas, o pré-tratamento de células seladas com lectinas, etc.

2.11 Outros :

(a) Nanotubos de carbono :

Os nanotubos de carbono são redes hexagonais de átomos de carbono com um diâmetro de 1 nm e um comprimento de 1100 nm, representando uma camada de grafite enrolada num cilindro. Existem dois tipos de nanotubos: os nanotubos de parede simples (SWNTs) e os nanotubos de parede múltipla (MWNTs), que se distinguem pela disposição dos cilindros de grafeno.

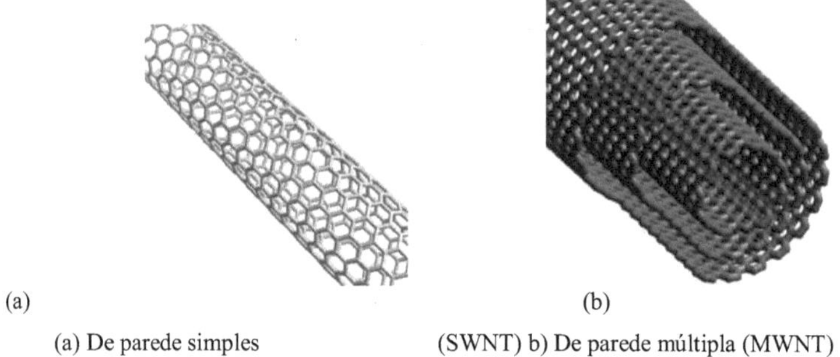

(a) (b)

(a) De parede simples (SWNT) b) De parede múltipla (MWNT)

Figura 2.16: Estrutura dos nanotubos de carbono

São pequenas macromoléculas, únicas em tamanho e forma, com propriedades físicas notáveis. Os nanotubos apresentam uma série de vantagens em relação a outros sistemas de administração de medicamentos e de diagnóstico, devido a propriedades físico-químicas muito interessantes, como uma estrutura ordenada com uma elevada relação de aspeto, peso ultraleve, elevada resistência mecânica, elevada condutividade eléctrica, elevada condutividade térmica, comportamento metálico ou semi-metálico e grande área de superfície (Sinha e Yeow, 2005).

B) Pontos quânticos :

Os pontos quânticos (QDs) são materiais semicondutores constituídos por um núcleo semicondutor (CdSe) coberto por um invólucro (por exemplo, ZnS) para melhorar as propriedades ópticas e uma tampa para melhorar a solubilidade em tampões aquosos. Não são semicondutores atómicos nem volumétricos. As suas propriedades devem-se ao seu tamanho físico, que varia entre 10 e 100 A. Devido à sua fluorescência brilhante, emissão estreita, excitação UV ampla e elevada fotoestabilidade, os QDs têm sido utilizados na *bioimagem in vitro* para monitorização em tempo real ou para seguir processos intracelulares durante longos períodos. Os pontos quânticos tiveram uma grande influência numa série de desenvolvimentos importantes em diferentes áreas da medicina, tais como ferramentas de diagnóstico (ressonância magnética, MRI), deteção e análise de **biomoléculas** *in vitro* e *in vivo*, **imunoensaios, hibridação de ADN**, desenvolvimento de vectores não virais para **terapia genética** e veículos.

ADN, proteínas, fármacos ou células, imagiologia fluorescente de tecidos ao longo do tempo, marcação de células e como instrumentos terapêuticos para o tratamento do cancro.

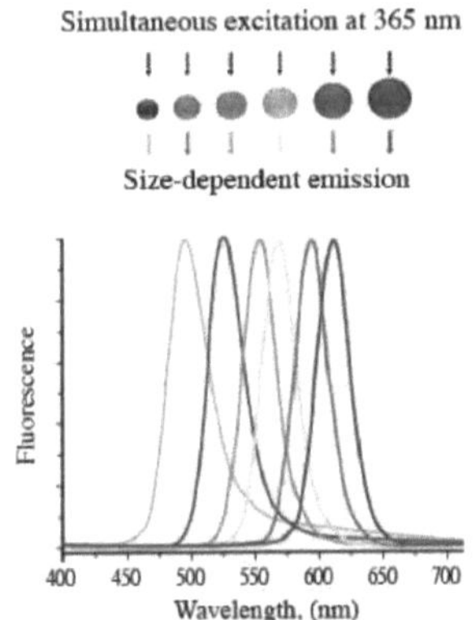

Figura 2.17: Representação de um ponto quântico em função do seu tamanho

Capítulo 3: Caracterização e utilização de produtos nanofarmacêuticos.

3.1 Caracterização de produtos nanofarmacêuticos :

I. Caracterização estrutural :

A caraterização estrutural é um parâmetro que desempenha um papel importante na determinação das diferentes propriedades de um nanossistema, tais como a forma, o tamanho, a morfologia da superfície, a disposição estrutural, a distribuição espacial, a densidade, as características geométricas, etc. Graças aos progressos da microscopia eletrónica, é cada vez mais fácil determinar estas propriedades à escala nanométrica. Graças aos progressos da microscopia eletrónica, é cada vez mais fácil determinar estas propriedades à escala nanométrica. A microscopia eletrónica de varrimento (SEM) permite obter imagens até um comprimento de 10 nm e fornece informações valiosas sobre a disposição estrutural, a distribuição espacial e a morfologia da superfície das nanopartículas.

A microscopia eletrónica de transmissão (TEM) e o SEM de alta resolução são ferramentas de imagem mais poderosas do que o SEM e fornecem características geométricas mais detalhadas e informações como a estrutura cristalina, a qualidade e a orientação das nanopartículas. Além disso, as sondas de tunelamento de varrimento, como a microscopia de tunelamento de varrimento (STM), a microscopia de gradiente de campo elétrico (EFM) e a microscopia térmica de varrimento combinada com a microscopia de força atómica (AFM), têm sido utilizadas para ilustrar as propriedades estruturais, electrónicas, magnéticas e térmicas, bem como as propriedades topográficas dos nanossistemas.

II. Distribuição do tamanho das partículas :

A distribuição do tamanho das partículas (também conhecida como índice de polidispersão) é um aspeto importante da formulação de nanossistemas, razão pela qual são feitos esforços para obter o sistema com o índice de polidispersão mais baixo. Os métodos utilizados para determinar a distribuição do tamanho das partículas incluem a dispersão dinâmica da luz, que pode medir partículas de alguns nanómetros a 3 pm, e a difração laser, que pode detetar micropartículas ou possíveis agregados de nanopartículas de fármacos.

III. Carga da partícula / potencial zeta :

O **potencial zeta** é utilizado para determinar a carga na superfície das partículas. O potencial zeta é medido para otimizar os parâmetros da formulação e prever a estabilidade da **dispersão coloidal** durante o armazenamento. Atualmente, o principal método para determinar o potencial zeta é a anemometria laser-doppler.

IV. Estado cristalino :

A calorimetria diferencial de varrimento, a difração de raios X e outros métodos analíticos são utilizados para avaliar quaisquer alterações na forma física do medicamento durante o tratamento.

V. Avaliação da toxicidade :

Alguns tipos importantes de toxicidade aguda causada pelo nanosistema são o aumento da endocitose (que provoca inflamação e formação de granulomas), o stress oxidativo (que provoca a morte das células devido à formação de radicais livres) e a alteração/modificação da estrutura das proteínas/genes (que conduz a uma resposta imunitária que provoca autoimunidade), enquanto a toxicidade a longo prazo consiste na bioacumulação, na má distribuição biológica e no destino final do nanosistema no organismo. Estes efeitos tóxicos dos nanossistemas são avaliados utilizando protocolos bem definidos e estabelecidos na literatura. A avaliação da toxicidade ex vivo é geralmente efectuada em diferentes linhas celulares, sendo a viabilidade celular determinada pelo teste MTT. A toxicidade aguda e crónica in vivo é determinada em vários modelos animais.

3.2 Aplicações nanofarmacêuticas: (53)

A miniaturização é frequentemente útil na tecnologia farmacêutica. Apesar da complexidade crescente, oferece muitas vantagens para a administração e o diagnóstico de medicamentos. A miniaturização ajuda a ultrapassar várias barreiras fisiológicas, bioquímicas e farmacêuticas. A nanotecnologia farmacêutica oferece uma vasta gama de sistemas ou dispositivos à escala nanométrica com muitas vantagens.

As principais vantagens são as seguintes:

(i) **Biodisponibilidade** melhorada,

(ii) Toxicidade reduzida,

(iii) Libertação prolongada e controlada,

(iv) Capacidade de apontar,

(v) Não obstruem os capilares sanguíneos, atravessam facilmente a maior parte das barreiras biológicas fisiológicas e asseguram uma entrega eficiente ao cérebro e aos compartimentos intracelulares,

(vi) protege as preparações/proteínas sensíveis de um ambiente biológico agressivo,

(vii) Diagnóstico mais rápido, mais seguro e mais exato das doenças,

(viii) Cirurgia mais precisa e menos invasiva,

(ix) Económico e

(x) A produção em grande escala é viável.

No entanto, algumas das **desvantagens da** aplicação das nanotecnologias aos fármacos são: (i) elevada agregação em sistemas biológicos devido à elevada energia de superfície; (ii) baixa solubilidade e fraca biocompatibilidade no caso dos nanotubos de carbono; (iii) rápida lixiviação pelo sistema RES do organismo, o que resulta numa semi-vida biológica curta; (iv) baixa especificidade do alvo e da localização; (v) elevada imunogenicidade ou estranheza,

(vi) questões de segurança incertas e imprevisíveis e

(vii) Toxicidade aguda e crónica.

Apesar dos inconvenientes acima referidos, há vários domínios farmacêuticos e biomédicos em que os nanossistemas farmacêuticos fizeram incursões significativas e encontraram aplicações comerciais. Algumas aplicações importantes são aqui analisadas:

1 Como nanomateriais para a engenharia de tecidos :

As nanotecnologias deram origem a numerosos materiais inteligentes utilizados para a reparação e a substituição de tecidos, revestimentos de implantes, andaimes para a regeneração de tecidos, materiais estruturais para implantes, reparação óssea, materiais bio-reabsorvíveis, certos dispositivos implantáveis (sensores, implantes de retina, etc.), aparelhos cirúrgicos, instrumentos cirúrgicos e dispositivos inteligentes.

2 Como sistema de administração de medicamentos:

Os sistemas tradicionais de administração de medicamentos ou as formas galénicas têm muitos inconvenientes, como a falta de especificidade do alvo, a elevada taxa metabólica, a citotoxicidade, a dosagem elevada, a baixa adesão dos doentes, etc. Os sistemas de administração de medicamentos baseados na nanotecnologia com propriedades físicas, químicas e biológicas optimizadas podem servir como veículos de administração eficazes para as substâncias bioactivas atualmente disponíveis.

Alguns nanocarreadores de substâncias activas são as **nanopartículas** poliméricas, **os lipossomas, os dendrímeros, as micelas poliméricas**, os **conjugados polímero-substância ativa**, os conjugados anticorpo-substância ativa, que podem ser classificados, grosso modo, nas seguintes categorias (i) sistemas de entrega sustentada e controlada, (ii) sistemas de entrega, (iii) sistemas funcionais para a administração de substâncias bioactivas, (iii) sistemas multifuncionais para a administração combinada de terapêuticas, biossensores e diagnósticos e (iv) sistemas de focalização específicos do local (intracelular, celular, tecidular).

(i) ***Tratamento do cancro:*** a nanotecnologia poderá ter um impacto revolucionário no diagnóstico e no tratamento do cancro. Os tratamentos habituais do cancro incluem a cirurgia, **a quimioterapia**, **a imunoterapia** e **a radioterapia**. **radioterapia**.

As nanotecnologias oferecem um enorme potencial para apoiar e melhorar as terapias tradicionais graças às suas nanferramentas. Eis algumas ferramentas nanotecnológicas que desempenharam um papel fundamental no tratamento do cancro

Quadro: 3.1 Aplicação de diferentes nanossistemas no tratamento do cancro

Nanosistema	**Aplicações no tratamento do cancro**
Carbono Nanotubos	Deteção de mutações no ADN, deteção de **biomarcadores** de proteínas patológicas
Dendrímeros	Libertação controlada de substâncias activas, agentes de contraste para imagiologia
Nanocristais	Fórmula melhorada para sujidade mal alisada
Nanopartículas	Agentes de contraste para ressonância magnética e ultra-sons, administração de mg, potenciadores de permeabilidade, repórteres para **apoptose**, **angiogénese** e muito mais.
Nano-cascas	Imagiologia específica do tumor, termoablação de tecidos profundos
Nanofios	Deteção de biomarcadores de proteínas patológicas. Deteção de mutações no ADN, deteção da expressão genética.
Pontos quânticos	Deteção ótica de genes e proteínas em modelos animais e ensaios celulares, imagiologia de tumores e gânglios linfáticos.

A administração localizada e direccionada de medicamentos é um grande desafio no tratamento do cancro. Estes desafios podem ser superados através do desenvolvimento de sistemas funcionais e multifuncionais para a administração passiva e ativa. Estas abordagens são determinadas principalmente pela fisiopatologia dos locais envolvidos, como a vasculatura com fugas do tecido canceroso. Os nanotransportadores podem modificar consideravelmente a **distribuição biológica** e os parâmetros **farmacocinéticos** de um fármaco anticancerígeno em comparação com um fármaco livre, devido à dimensão nanométrica do transportador. Estes nanomateriais detectam biomarcadores ou mutações nas células cancerosas e tratam as células anómalas i) termoterapia por terapia ablativa fototérmica utilizando nano-cascas de silício, nanotubos de carbono; termoterapia induzida por campo magnético utilizando nanopartículas magnéticas ; terapia fotodinâmica utilizando pontos quânticos como fotossensibilizadores e transportadores, (ii) quimioterapia utilizando nanopartículas poliméricas nanoestruturadas, dendrímeros e nanoesferas e (iii) radioterapia utilizando nanotubos de carbono, dendrímeros para a terapia de captura de neutrões de boro.

(ii) ***Sistemas de administração implantáveis:*** As nanotecnologias oferecem novas oportunidades para os sistemas de administração implantáveis devido ao seu tamanho, libertação controlada e aproximada, que, de outro modo, pode resultar em toxicidade em comparação com a administração intravenosa (devido à cinética de primeira ordem do fármaco). Recentemente, foram desenvolvidos novos transportadores nanofarmacêuticos, como os lipossomas, os etossomas e os trnasferossomas, bem como alguns chips implantáveis, que podem ajudar a minimizar os picos plasmáticos e a reduzir o risco de efeitos secundários, a obter uma duração de ação mais previsível e mais longa, a reduzir a frequência das doses repetidas e a melhorar a aceitação e a adesão dos doentes.

(iii) ***Administração de fármacos*** em locais específicos*:* Estão a ser investigadas várias abordagens para administrar fármacos de forma mais eficaz em locais específicos, utilizando lipossomas, micelas poliméricas, dendrímeros, óxido de ferro e proteínas, manipulando passiva e ativamente a absorção de fármacos. A administração de fármacos ao tumor por via passiva, utilizando o efeito de permeabilidade e retenção melhoradas (EPR), é considerada uma das abordagens razoáveis em que estes sistemas transportadores são utilizados, explorando a vasculatura tumoral com fugas. Diferentes abordagens de modificação da superfície utilizando diferentes ligandos específicos do local por ligação covalente ou adsorção no sistema de transporte melhoram a sua especificidade do local e tornam-nos instrumentos inteligentes para a administração ativa. A conjugação destes transportadores com ligandos confere-lhes especificidade local a diferentes níveis. No caso da quimioterapia anti-tuberculose, a administração ativa às células pulmonares demonstrou melhorar a biodisponibilidade do medicamento, reduzir a frequência de administração e ultrapassar o problema da não adesão na luta contra a tuberculose.

(iv) Terapia génica*:* a terapia génica consiste em utilizar um gene normal para substituir o gene anormal que causa a doença, utilizando uma molécula transportadora. A utilização tradicional de vectores virais está associada a reacções imunológicas e inflamatórias adversas e a doenças do hospedeiro. Os sistemas de transporte baseados na nanotecnologia surgiram agora como vectores potenciais e provaram ser uma ferramenta eficaz e promissora para a terapia genética sistémica. Várias nanopartículas à base de polímeros, tais como o quitosano, a gelatina e a polilisina, bem como nanopartículas de sílica modificadas, apresentam uma eficiência de transfecção superior e uma menor citotoxicidade. É geralmente aceite que a nanotecnologia é uma opção viável para um vetor de transferência de genes ideal.

3 Diagnóstico molecular :

A imagiologia molecular é uma nanociência que permite representar, caraterizar e quantificar processos biológicos subcelulares em organismos intactos. Estes processos incluem a expressão genética, as interacções proteína-proteína, a transdução de sinais, o metabolismo celular e o tráfico intra e intercelular. As nanopartículas com propriedades de diagnóstico incluem os pontos quânticos, os nanocristais de óxido de ferro e as nanopartículas metálicas. Já foram utilizadas com êxito em vários tipos de imagiologia por ressonância magnética, tomografia ótica, imagiologia por ultra-sons e imagiologia nuclear. Outras aplicações das nanopartículas no domínio do diagnóstico incluem a marcação específica de células e tecidos, a imagiologia a longo prazo, a multiplexagem multicolor, a imagiologia dinâmica de estruturas subcelulares e a análise por **transferência de energia** por **ressonância de fluorescência** (FRET) e por **imagiologia por ressonância magnética** (MRI). A análise baseada na FRET e a RMN são as duas principais técnicas de diagnóstico desenvolvidas para o diagnóstico a nível molecular. Os agentes de contraste tradicionais da RMN (materiais paramagnéticos e superparamagnéticos) estão atualmente a ser substituídos por vários novos nanossistemas, como dendrímeros, pontos quânticos, nanotubos de carbono e nanopartículas magnéticas. Estes provaram ser agentes de contraste altamente eficazes que fornecem imagens estáveis, intensas e mais claras do objeto devido à sua elevada intensidade, fotoestabilidade, resolução e resistência à fotodegradação.

4 Biossensores e biomarcadores :

Foi desenvolvida uma série de instrumentos de análise utilizando esta tecnologia inteligente e potencial. Estes instrumentos permitem identificar diversas proteínas patológicas, bem como indicadores fisiológicos e bioquímicos ligados a doenças ou perturbações metabólicas do organismo.

Um biossensor é geralmente definido como um sistema de medição constituído por uma sonda que contém um elemento sensível de reconhecimento biológico ou biorreceptor, um detetor físico-químico e um transdutor colocado entre os dois para amplificar estes sinais e traduzi-los numa forma mensurável. Um nanobiossensor ou nanosensor é um **biossensor** com dimensões na ordem dos nanómetros. Os nanosensores podem ser utilizados para estudar importantes processos biológicos *in vivo* a nível celular. As principais funções dos nanosensores são compreender uma célula viva, monitorizar a célula como biomarcador, sensor e etiqueta biológica fluorescente. As aplicações actuais dos biossensores incluem a identificação de alvos, a validação, o desenvolvimento de ensaios e a determinação da absorção, distribuição, metabolismo, excreção e toxicidade.

5 Descoberta de medicamentos :

A nanotecnologia farmacêutica desempenha um papel crucial na descoberta de medicamentos, que se baseia numa melhor compreensão do mecanismo de ação dos medicamentos e na identificação de biomarcadores associados a uma determinada doença. A nanotecnologia contribui para a identificação e validação de alvos, identificando proteínas na superfície de uma célula ou de um alvo. As nanotecnologias melhorarão o processo de descoberta de medicamentos através da miniaturização, automatização, rapidez e fiabilidade dos ensaios. Por exemplo, os nanotubos de parede simples foram utilizados com êxito para identificar a proteína de superfície de um agente patogénico. Os QD são utilizados para localizar receptores individuais de glicina e analisar a sua dinâmica na membrana neuronal de células vivas durante períodos que vão de alguns milissegundos a alguns minutos. Do mesmo modo, as nanopartículas de ouro, os nanocorpos (os mais pequenos fragmentos acessíveis e intactos que se ligam aos antigénios) produzidos pela Ablynx, contam-se entre os nanomateriais mais utilizados no domínio do diagnóstico.

6 Diferentes aplicações:

Várias outras aplicações de nanosistemas nos domínios biomédico e farmacêutico:

(i) Biodeterioração de agentes patogénicos no corpo humano,

(ii) Separação e purificação de moléculas e células,

(iii) produtos de desintoxicação, etc.

Uma das futuras nanomáquinas, denominada respirocito, é um minicomputador com uma nanoplaca a bordo, capaz de reconhecer um marcador/antigénio/marcador na origem da doença, indicar o local da doença e administrar um agente terapêutico nesse local.

3.3 Os desafios da nanotecnologia farmacêutica :

As nanotecnologias farmacêuticas permitem um diagnóstico preciso e um tratamento direcionado das doenças. No entanto, a aplicação prática das nanotecnologias farmacêuticas depara-se com vários desafios de ordem ética, científica, social e regulamentar. Os principais riscos para a saúde associados a estes dispositivos incluem a citotoxicidade, a transferência para células indesejáveis, a toxicidade aguda e crónica, certas questões de segurança desconhecidas, imprevisíveis e incertas, o impacto ambiental dos nanomateriais e a compatibilidade não biológica. Algumas questões éticas dizem respeito à modificação da expressão genética, ao destino final e à alteração permanente ou anormalidade do comportamento/resposta das células em caso de exposição a curto/longo prazo. Não existem directrizes específicas da FDA para regulamentar os produtos farmacêuticos baseados na nanotecnologia e questões conexas. Todas estas questões tornam urgente a regulamentação dos produtos e dispositivos de administração baseados em nanotecnologias. A caraterização, a segurança e o impacto ambiental são as três principais questões a regulamentar. Embora as agências reguladoras, como a FDA, a EPA (Agência de Proteção do Ambiente), a Agência de Proteção Nuclear, etc., regulamentem os principais riscos para a saúde associados aos nanomateriais, a falta de investigação adequada e conclusiva sobre os riscos para a saúde associados aos nanomateriais exige um diálogo mais urgente sobre a adequação, inadequação ou possíveis alternativas à regulamentação. A FDA deixou a nanotecnologia como um item para avaliação no âmbito da sua iniciativa "Critical Path". A FDA regulamenta a maioria dos produtos farmacêuticos baseados em nanotecnologia como "produtos combinados" (ou seja, medicamento-dispositivo, medicamento-biológico e dispositivo-biológico). Alguns produtos nanotecnológicos aprovados pela FDA e que já se encontram no mercado são os lipossomas, as nanopartículas, um produto de anticorpos monoclonais, um conjugado polímero-fármaco, um conjugado polímero-proteína e determinados medicamentos poliméricos. Para colher os benefícios da nanotecnologia sem impedir o seu desenvolvimento, é necessário um esforço bem coordenado e sincero do governo, da indústria, das universidades e dos investigadores para definir orientações regulamentares.

3.4 Perspectivas de desenvolvimento das nanotecnologias farmacêuticas :

A nanotecnologia farmacêutica é um domínio em rápido desenvolvimento com potencial para influenciar significativamente a saúde humana. Os nanomateriais prometem revolucionar a medicina e estão a ser cada vez mais utilizados na administração de medicamentos e na engenharia de tecidos. Os sistemas híbridos recentemente desenvolvidos são prometedores para futuras aplicações humanas. As abordagens funcionais e multifuncionais têm um grande potencial para a administração de substâncias bioactivas de uma forma espacial e temporalmente controlada. Está a tornar-se cada vez mais relevante uma abordagem modular para o desenvolvimento de sistemas de entrega que combinem as funções de orientação, imagiologia e terapêutica das nanoplaquetas. Essas nanoplaquetas multifuncionais localizar-se-iam nas células-alvo, permitiriam o diagnóstico e, em seguida, forneceriam agentes terapêuticos com elevada precisão. No entanto, estes nanodispositivos representam um verdadeiro desafio. Uma estratégia muito interessante e inovadora para o futuro é desenvolver uma nanomáquina capaz de detetar e atacar agentes patogénicos, detetar alterações nos eventos moleculares durante o curso de uma doença e monitorizar a eficácia do tratamento. Esta máquina inteligente (também conhecida como nanorrobô, que poderia funcionar como um minicomputador incorporado no corpo humano) é, no entanto, um conceito muito distante. Em resumo, os desenvolvimentos recentes, a concretização no mercado de várias ferramentas nanofarmacêuticas e o interesse mundial de cientistas, governos e indústria significam que um sistema de administração de medicamentos baseado na nanotecnologia terá um enorme potencial e oportunidades num futuro próximo. Não há dúvida de que, nos próximos dez anos, o mercado será inundado com nanotubos e materiais para a administração de medicamentos.

CONCLUSÕES :

A nanotecnologia farmacêutica oferece novas ferramentas, oportunidades e aplicações que se espera venham a ter um impacto significativo em muitos domínios do diagnóstico e tratamento de doenças. A nanotecnologia farmacêutica tornou-se uma disciplina com grande potencial como suporte para a administração espacial e temporal de substâncias bioactivas e diagnósticos, bem como um material inteligente para a engenharia de tecidos. A nanotecnologia farmacêutica estabeleceu-se atualmente como uma especialidade para a administração de medicamentos, o diagnóstico, o prognóstico e o tratamento de doenças utilizando ferramentas nanotecnológicas. Estão já disponíveis no mercado vários produtos e sistemas de administração baseados na nanotecnologia. A nanotecnologia farmacêutica oferece o potencial para melhorar os materiais e os dispositivos médicos e para contribuir para o desenvolvimento de novas tecnologias nos casos em que as tecnologias existentes, mais convencionais, possam atingir os seus limites. A nanotecnologia farmacêutica dá uma nova esperança à indústria farmacêutica, fornecendo tecnologias novas, de ponta e patenteáveis para contrariar a perda de receitas causada pelos medicamentos genéricos. As empresas científicas, as indústrias e os governos de todo o mundo aguardam-na com expetativa e estão a fazer o seu melhor para explorar o potencial desta tecnologia. Esta tecnologia tem potencial para dar um contributo vital para a deteção, diagnóstico, tratamento e prevenção de doenças. A nanotecnologia farmacêutica pode ter um impacto profundo nos esforços de prevenção de doenças, uma vez que oferece ferramentas inovadoras para compreender a célula e as diferenças entre células normais e anormais. Este facto pode fornecer informações sobre a base molecular das doenças. No entanto, a redução do tamanho das células também acarreta riscos desconhecidos para a saúde. No entanto, para tirar partido desta tecnologia potencial muito interessante e em evolução, é necessário adotar uma série de iniciativas. Estas incluem (i) a identificação, definição e caraterização de nanomateriais modelo, (ii) o desenvolvimento de um protocolo de testes de toxicidade, (iii) a deteção e monitorização dos níveis de exposição, (iv) a avaliação do impacto ambiental e (v) o desenvolvimento de um sistema híbrido biocompatível. Continuam a faltar dados e orientações para a utilização segura destes dispositivos e materiais baseados em nanotecnologias. Uma série de questões não resolvidas está a impedir a sua plena aplicação. A nanotecnologia farmacêutica está ainda a dar os primeiros passos. Os cientistas ainda têm de abordar uma série de questões como a segurança, a toxicidade, a bioética e os aspectos fisiológicos e farmacêuticos.

À ESQUERDA :

1. Stylios GK, Giannoudis PV, Wang T. Application of nanotechnology in medical practice (Aplicação da nanotecnologia na prática médica). Injury, 2005; 36 (4, suppl. 1): S6-S13.
2. W.H. Fissell, H.D. Humes, A.J. Fleischmann, S. Roy, Dialysis and nanotechnology: Now, in 10 years or never, Blood Purification, 2007, 25(1), 12-17.
3. Baba R. Patents and nanomedicine (Patentes e nanomedicina). Nanomedicina (2007) 2(3), 351-374.
4. Roco MC. Nanotecnologia: convergência com a biologia e a medicina modernas. Curr Opinion Biotech, 2003; 14: 337-346.
5. Roco MC. Towards a US national nanotechnology initiative. J Nanoparticle Res, 1999; 1: 435-438.
6. Ferrari, M. Oncology nanotechnology: opportunities and challenges. Nature Reviews/Cancer. (2005) 5,161-171.
7. Renn O, Roco MK. Nanotecnologia e a necessidade de gestão de riscos. J Nanoparticle Res, 2006; 8: 153-191.
8. Tropical Journal of Pharmaceutical Research, junho de 2009; 8 (3): 265-274 © Pharmacotherapy Group, Faculty of Pharmacy, University of Benin, Benin City, 300001 Nigeria.
9. Nimesh S, Manchanda R, Kumar R, Saxena A, Chaudhary P, Yadav V, Mozumdar S, Chandra R. Preparação, caraterização e estudos de libertação de fármacos in vitro de novas nanopartículas poliméricas. Int. J. Pharm. 2006; 323: 146-152.
10. Gupta M, Sharma V; Targeted drug delivery systems: A review. Revista de Investigação em Ciências Químicas, 2011; 1:134-138.
11. Raj Bawa, M.D., Ph.D., Srikumaran Melethil, M.D., Ph.D., William Simmons, M.D., Ph.D., e Drew Harris, M.D.
12. Guo P. Prefácio: Edição especial sobre bionanotecnologia. J. Nanoscience and Nanotechnology, 2005; 5(12)
13. Arunkumar N, Dikarman Mand Rani S. Tecnologia de nanosuspensão e sua aplicação na administração de medicamentos. Asian Journal of Pharmaceutics 2009, 3:168-173.
14. Muller RH, Jacobs C, Kayer O. Nanosuspensões para a formulação de fármacos pouco solúveis. In: F Nielloud, G Marti-Mesters (ed).Pharmaceutical emulsion and suspension. Nova Iorque, Marcel Dekker.2000.p ; 383-407.

15. Moschwitzer J, Achleitner G, Promper H, Muller RH: Desenvolvimento de uma preparação aquosa quimicamente estável de omeprazol para administração intravenosa utilizando a tecnologia de nanosuspensão. Eur J Pharm Biopharm, 2004; 58, 615-9.
16. VB Patravale, AA Date e RM Kulkarni. Nanosuspensão: uma estratégia promissora para a administração de medicamentos. J. Pharm. Pharmacol. 2004 ; 56, 827
17. Chen Y, Liu J, Yang X, Xu H. Nanosuspensões de ácido oleanólico: preparação, caraterização in-vitro e aumento do efeito hepatoprotector. J Pharm. Pharmacol. 2005, 57 : 259-264.
18. Kaiser O, Olbrich S, Yardley W, Kiederten AP, Croft SL. Formulação de nanosuspensão de anfotericina B para administração oral. Int J Pharm. 2003, 254 : 73-75.
19. Peters K, Leitzke S, Diederichs JE, Borner K, Hahn H, Moller RH. Preparação de uma nanosuspensão de clofazimina para administração intravenosa e avaliação da sua eficácia terapêutica em infecções por Mycobacterium avium em ratos. J Antimicrobe Chemother. 2000, 45: 77-83.
20. Jacobs C, Kayder O, Muller RH. A nanossuspensão como uma nova abordagem para a formulação de um medicamento tarazepide pouco solúvel. Int J Pharma 2000, 196:161164.
21. Ravi T P U, Padma T (2011) Nanoemulsões para entrega de medicamentos através de várias vias. Res. Biotechnol. 2(3) : 1-13
22. Rutvij JP, Gunjan JP, Bharadia PD, Pandya VM, Modi DA (2011) Nanoemulsão: conceito avançado de forma de dosagem. Int. J. Pharm. Cosmetol. 1(5) : 122-133.
23. Nanoemulsões - Progressos na formulação, caraterização e avaliação
Aplicação aquando da administração de medicamentos.
24. Kumaresh S. Soppimath, Tejraj M. Aminabhavi, Anandrao R. Kulkarni, Walter E. Rudzinski. Biodegradable polymer nanoparticles as drug delivery devices. J Control Release 70 (2001) 1-20.
25. Abhilash M. Potenciais aplicações de nanopartículas. Int J Pharm Bio Sci 1(1)2010.
26. Ghosh. PK Hydrophilic polymeric nanoparticles as drug carriers. Indian J Biochem Biophys 2000 (37), 273-282.
27. Cavalli R, Caputo O, Gasco MR. Preparação e caraterização de nanobolas lipídicas sólidas contendo paclitaxel. Eur J Pharm Sci 2000; 10: 305-09.
28. Cavalli R, Caputo O, Gasco MR. Preparação e caraterização de nanobolas lipídicas

sólidas contendo paclitaxel. Eur J Pharm Sci 2000; 10: 305-09.

29. Pardeike J, Hommoss A, Muller RH. Nanopartículas lipídicas (SLN, NLC) em cosméticos dérmicos e produtos farmacêuticos. Int J Pharm 2009; 366: 170-84.
30. Mansuri e Agrawal, Uma revisão dos lipossomas, IJARPB, 2012; Vol. 2(4):453-464
31. Jain N.K. Controller and new drug delivery. CBS Publisher and distributors, Nova Deli. 2009; 1; 278-283.
32. Vyas S.P., Khar K.R. Targeted and controlled drug delivery. CBS Publisher and distributors, New Delhi. 2002; 1; 181-187.
33. Sharma Shailesh. Lipossomas - uma visão geral. Jornal de Investigação Farmacêutica. 2009 ; 2(7) ; 1163-1167.
34. Riaz, M. ; -Overview: methods for the preparation of liposomes," Pak. J. Pharm. Sci; 1996, 19, 65-77.
35. Lasic D. Mechanism of liposome formation, Journal of liposome research. 1995 ; 5(3) ; 431-441.
36. Anvekar H. Liposomes as drug carriers. Revista Internacional de Farmácia e Ciências da Vida. 2011 ; 2(7) ; 945-951.
37. Tatsuhiro Y. Purificação de lipossomas. Relatórios de biociência. 2002 ; 22(2) ; 201-224.
38. Sharma A. Lipossomas na administração de medicamentos: progressos e limitações. International Pharmaceutical Journal. 1997 ; 154 ; 123-140.
39. Abdus S. Sistemas de administração de fármacos em lipossomas - uma visão geral atual. Current drug delivery. 2007 ; 4 ; 297-305.
40. Baillie AJ, Florence AT, Hume IR, Murihead GT, Rogerson A, Preparação e propriedades dos niosomas - vesículas à base de tensioactivos não iónicos, J. Pharm. Pharmacol, 37, 2003, p. 863-868.
41. Gadhiya P, Shukla S, Modi D, Bharadia P, A Review- Niosomes in Targeted Drug Delivery, International Journal for Pharmaceutical Research Scholars, 2, 2012, pp. 60.
42. Int. J. Pharm. Sci. Rev. Res. nD 22, ISSN 0976 - 044X15, 2012; (1), 113 -114
43. Chandraprakash K. S., Udupa N., Umadevi P. e Pillai G. K., Indian J. Pharm. Sci. 54, 1992, p. 197.
44. Gadhiya P, Shukla S, Modi D, Bharadia P, A Review- Niosomes in Targeted Drug Delivery, International Journal for Pharmaceutical Research Scholars, 2012,2,61.
45. Baillie A.J., Coombs G.H. and Dolan T.F. Non-ionic surface-active vesicles, niosomes, as a delivery system for the antileishmania drug, sodium tribogluconate J.Pharm. Pharmacol. 1986 ; 38 : 502-505.

46. Farhana Sultana, Manirujaman, Md. Imran-Ul-Haque, Mohammad Arafat, Sanjida Sharmin, Uma Visão Geral do Sistema de Entrega de Medicamentos Nanogel. J App Pharm Sci. 2013; 3 (8 Suppl 1): S95-S105.
47. Kubik, T. Bogunia-Kubik K., Sugisaka. M. A nanotecnologia do dever na medicina. Biotechnologie pharmaceutique actuelle. (2005) 6, 1733.
48. Khopde AJ, Jain, NK. Dendrimers as a potential carrier system for bioactive substances: Jain NK, Editor. Advances in controlled and novel drug delivery. CBS Publishing, Nova Deli, 2001 pp. 361-80.
49. Green R. e Widder K.J. Methods in Enzymology Academic Press, San Diego, 1987: 149.
50. Ropars C., Chassaigne M., e Nicoulau C. Advances in the Biosciences, Pergamon Press, Oxford, 1987: 67.
51. Eritrócitos selados como veículo para a administração de medicamentos específicos: Uma visão geral Ashok Kumar1*, Mansi Verma, K. K. Jha
52. Drug delivery in erythrocytes: a review by Raut Deepika B.*, Sakhare Ram S., Dadge Ketan K. and Halle PD.
53. Advances in controlled and novel drug delivery (Avanços na administração controlada e inovadora de medicamentos). Jain NK, editor. CBS New Delhi, 2001.

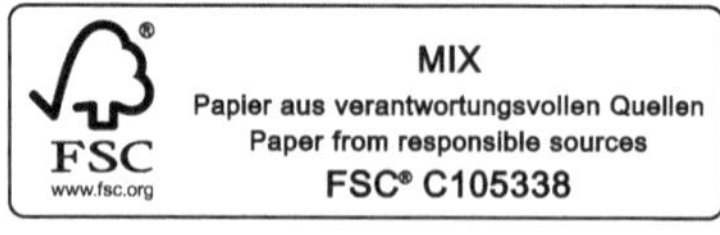

Printed by Books on Demand GmbH, Norderstedt / Germany